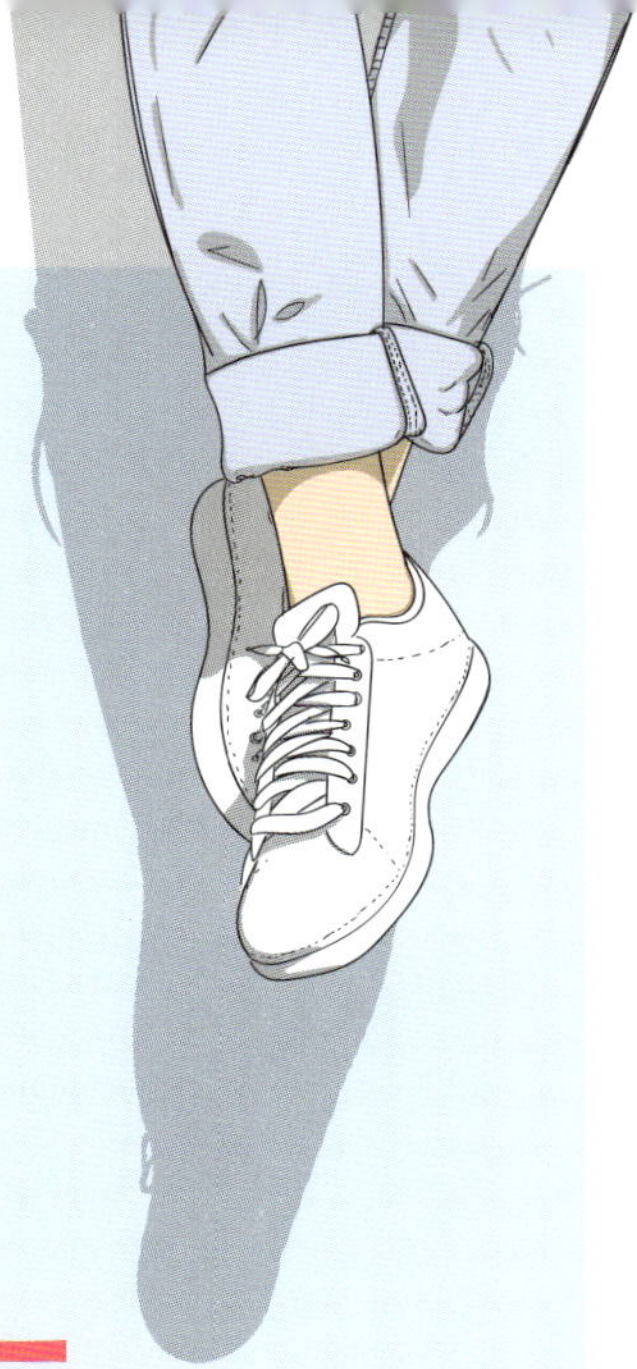

＼＼ 専門医が教える //

世界一わかりやすい 下肢静脈瘤の治療と予防

見過ごしてはいけない脚の“むくみ”と“だるさ”

齋藤 陽 目黒外科院長

医学通信社

はじめに

東京都品川区、ＪＲ山手線の目黒駅前にある下肢静脈瘤日帰り手術専門クリニック「目黒外科」院長の齋藤陽（あきら）と申します。この本を手に取ってくださり、ありがとうございます。ご自身あるいはご家族など身近な方が下肢静脈瘤にお悩みなのでしょうか。下肢静脈瘤は、日本人の約十人に一人にあると言われており、「国民病」と言っても過言ではありません。

私は一九九七年に外科医の道を歩み始めました。その当時はまだ、下肢静脈瘤の手術は入院が必要で、患者さんは一週間、足に包帯を巻かれ、抜糸してから退院していました。手術を執刀するのは、当時の私のような研修医や研修を終えて間もない若手外科医で、下肢静脈瘤の手術はさながら手術の入門編といった位置づけでした。それが今では入院することなく、「日帰り」で手術を受けられる時代となりました。手術の傷跡もあまり目立たず、術後の痛みもほとんどありません。術後は日常生活における制限はほとんどなく、短時間で手術が終わることから、仕事を休まずに治療を受けることも可能です。そのため、入院してまで手術を受けることを躊躇していた患者さんにとっては心理的なハードルがかなり低くなりました。そして、二〇一一年に健康保険でレーザー治療が受けられるようになったことで、下肢静脈瘤の日帰り手術を受ける患者さんが爆発的に増えました。さながら静脈瘤バブルです。二十年前を思えば隔世の感があり、医学はまさに日進月歩だとひしひしと感じます。

テレビや雑誌などで「下肢静脈瘤」という病気が取り上げられる機会も、以前に比べてかなり増えました。そのおかげでこの病気の名前を聞いたことがある、という方もだいぶ増えたと実感しています。下肢静脈瘤という一つの病気を専門に生計を立てている身としては大変喜ばしいことなのですが、「じゃあ、下肢静脈瘤ってどんな病気?」と聞かれると、ちゃんと答えられる人はほとんどいないと思います。

専門クリニックとして日々下肢静脈瘤の患者さんの診察・治療を行っているわけですが、常に心掛けていることは、患者さんにとってわかりやすい説明をすることです。むずかしい医学用語を使って長い時間をかけて説明しても、患者さんが理解できなければ、その時間はお互いにとって徒労に終わります。シンプルでわかりやすい説明。どうしたら患者さんにパッと理解してもらえるか。もっとよい説明の方法はないものか?そのことをいつも頭の中で考えています。試行錯誤の結果たどり着いたのが、オリジナルのイラストや例え話でした。ありがたいことに、このオリジナルイラストが患者さんから大変好評で、今回図々しくも本にしてしまおうと思ったしだいです。

この本は「下肢静脈瘤」というマニアックな病気のことについて書かれた、世界で一番わかりやすい本(のつもり)です。

医者と言えど、自身の専門外のことに関しては素人と同じです。そこで、どのような人に読んでいただいてもわかりやすいよう、なるべく医学用語は使わずに、イラストや例え話を多く用いるようにしました。例えが若干強引だったり、くどい部分もあるかもしれませんが、そこはご容赦いただいて飛ばし読みしてください。

「下肢静脈瘤のつらい症状でお悩みの患者さんをハッピーにする」

これが私のミッションです。

一人でも多くの方に下肢静脈瘤という病気のことを知っていただき、よりよい治療を受けるためにこの本が役立てばと願っています。医療関係者の方にも読んでいただきご活用いただけたらうれしいです。

二〇一九年二月吉日

目黒外科　齋藤　陽

目次

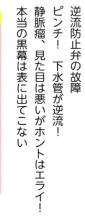

第3章 患者になる前にできること―予防と準備

第1章 知っておきたい基礎知識

1 まずは下肢静脈瘤セルフチェック！あなたの足は大丈夫!?

まずは下肢静脈瘤セルフチェックをやってみましょう。

- ☑ 両親のどちらかに下肢静脈瘤がある ➡ （28ページへGO！）
- ☑ 太ももや膝の裏側の毛細血管が目立つ ➡ （23ページへGO！）
- ☑ 足のすねやふくらはぎの血管が浮き出てきた ➡ （34ページへGO！）
- ☑ 寝ているときに足がつる ➡ （23ページへGO！）
- ☑ 足が重くてだるい ➡ （24ページへGO！）
- ☑ 夕方になると足がむくむ ➡ （24ページへGO！）
- ☑ なかなか治らない足の湿疹・かゆみがある ➡ （24ページへGO！）
- ☑ くるぶしの皮膚が茶色くなってきた ➡ （24ページへGO！）
- ☑ すねの皮膚が硬くなってきた ➡ （52ページへGO！）
- ☑ 足の傷がなかなか治らない ➡ （24ページへGO！）

一つでも当てはまる場合は、下肢静脈瘤の可能性があります。

2 下肢静脈瘤ってなんだろう?

下肢静脈瘤とは

足の静脈がクネクネと曲がってふくらんだ状態を**「下肢静脈瘤（かしじょうみゃくりゅう）」**と言います（図表2-1）。

下肢静脈瘤は、四十歳以上の人に多く見られ、年齢とともに増加していきます。男女比はおよそ、三対七で、女性に多い病気です。女性に多い理由は妊娠が下肢静脈瘤の発生に大きな影響を与えるからです。

下肢静脈瘤の患者さんは国内にどれくらいいるのでしょう? 二〇〇五年に行われた四十歳以上を対象とした調査[※1]では、調査した集団の八・六％（男性三・八％、女性十一・三％）の人に下肢静脈瘤が認められました。この数値を基にすると、日本には下肢静脈瘤の患者さんが一千万人以上いると推定されます。

また、**出産経験のある女性の二人に一人**[※2]、つまり約半数の方が下肢静脈瘤を発症しているというデータもあり、実は下肢静脈瘤は身近な病気なのです。

図表2-1　下肢静脈瘤のある足

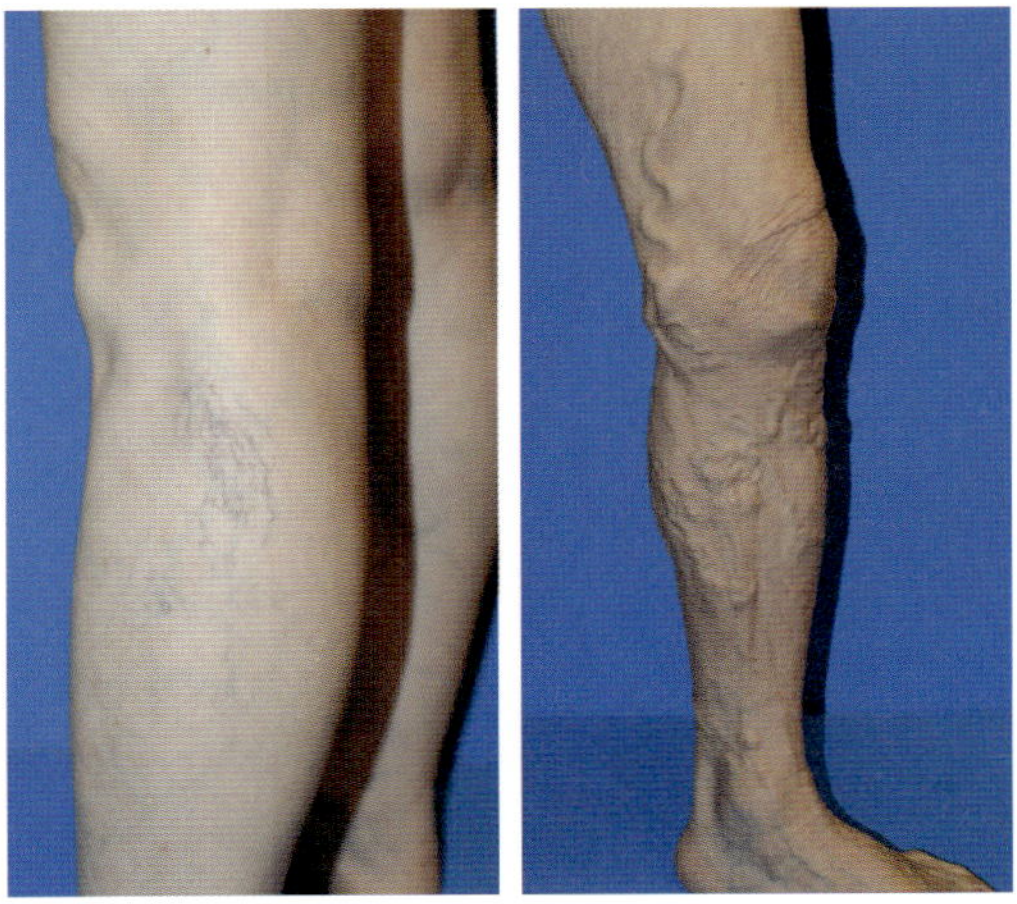

初期の頃は無症状ですが、**足のだるさやこむら返り、むくみなどの症状**が徐々に現れてきます。下肢静脈瘤がひどくなると**湿疹、かゆみ、皮膚が茶色くなる（色素沈着）、皮膚が硬くなる（皮膚脂肪硬化）**など、皮膚炎の症状が現れます。これは血流の悪化が原因です。

最悪のケースでは、皮膚がえぐれて潰瘍になることもあります。このようなつらい症状で悩んでおられる方がいらっしゃる一方で、つらい症状は何もないけれど、足の見た目が悪くてスカートが穿けない、温泉やプールに行けない、などの美容的な問題でお悩みの方も多くいらっしゃいます。

この「下肢静脈瘤」とは、いったいどのような病気なのでしょうか？

静脈という血管

下肢静脈瘤という病気を理解するために、まずは**「静脈」という血管について知る**ところから始めましょう。

血液は、心臓から動脈を通って全身に送られます。一方、静脈は血液が心臓に戻るための帰り道です。

足の静脈には、皮膚と筋肉の間を走る**「表在静脈」**と、さらにその下にある筋肉の中を走る**「深部静脈」**があります（図表2-2）。例えるなら、表在静脈は地上を走る電車、深部静脈は地下鉄です。表在静脈と深部静脈をつなぐ静脈もあり、これを**「穿通枝」**と言います。

図表2-2　静脈の流れ

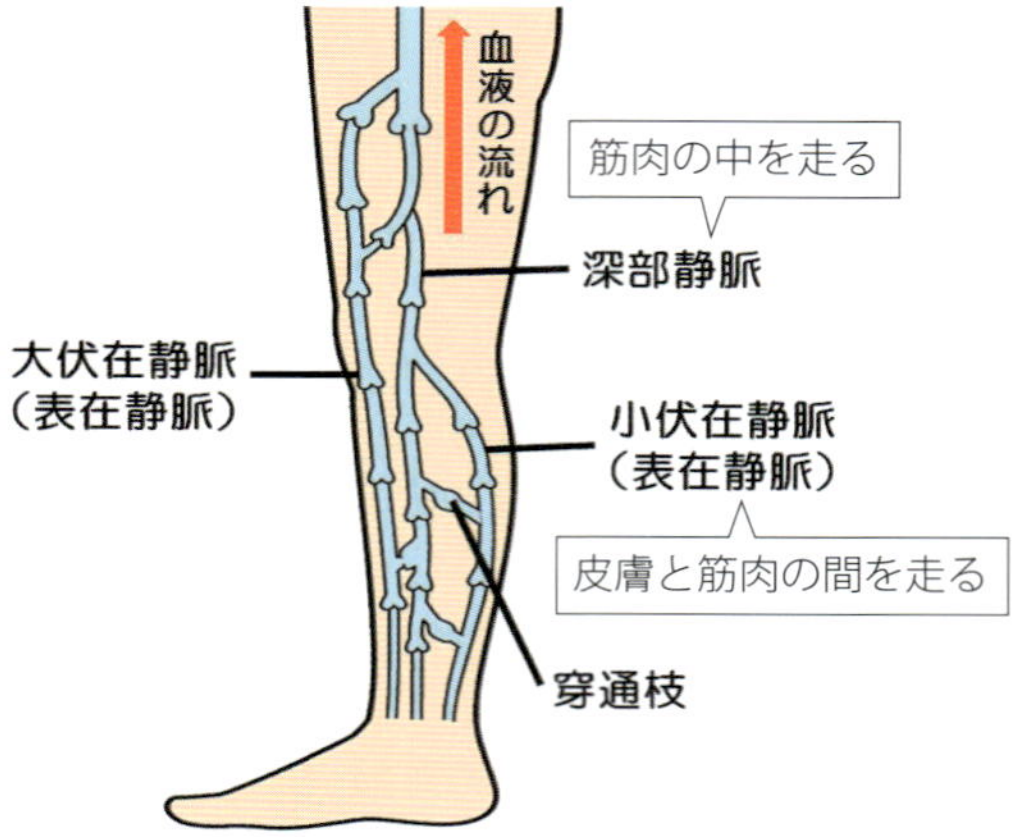

道路を走る自動車に交通ルールがあるように、静脈を流れる血液にも三つの交通ルールがあります。

ルール１　心臓に向かって流れる
ルール２　表在静脈から深部静脈へ流れる
ルール３　一方通行に流れる

この交通ルールが守られなくなると、静脈の中で血液の渋滞が発生します。この**血液の渋滞が下肢静脈瘤の発生原因**なのです。

【出典】
※1 小西ら　二〇〇五年西予地区コホート研究における「下肢表面が盛り上がって蛇行している血管で、かつ起立すると目立つもの」と定義された静脈瘤（表在性静脈瘤：伏在、側枝、網目の一部と考えられる）の出現頻度。
※2 平井正文・牧篤彦・早川直和：妊娠と静脈瘤　静脈学：255-261,1997

3 下肢静脈瘤はどうしてできるの？

動脈と静脈の役割

血液の流れは心臓から始まります。心臓から送り出された血液は、動脈を通って全身に届けられます。

動脈を流れる血液は栄養や酸素がたっぷり含まれており、鮮やかな赤色をしたきれいな血液です。水道管に見立てると、**動脈は上水道の役割**を担っています。

全身の細胞は、血液によって運ばれてきた酸素や栄養を使うことによって生命活動を営んでいます。つまり、酸素や栄養というエネルギーを使って人間は生きているわけです。

一方、エネルギーが体内で利用されたあとはゴミが発生します。これを「老廃物」と言います。車もガソリンをエネルギー源にして走りますが、同時に排気ガスを出しますね。それと同じです。

では、体内で発生した老廃物はどのようにして回収・処理されるのでしょうか？

図表3-1　動脈と静脈

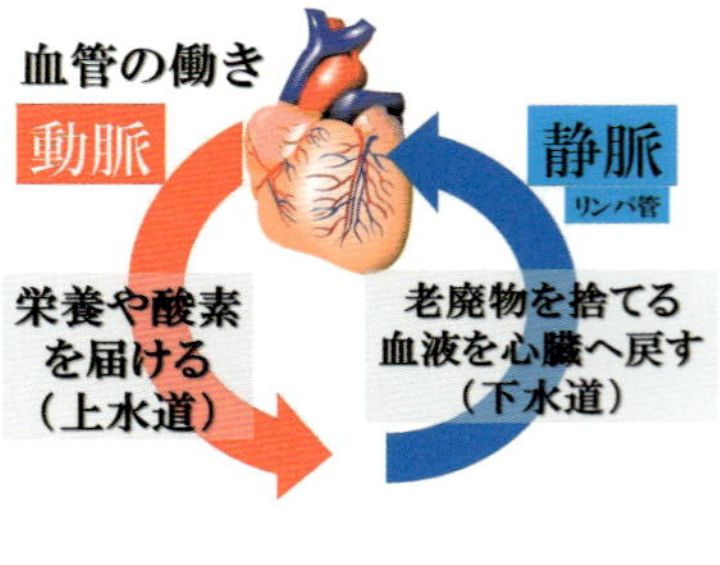

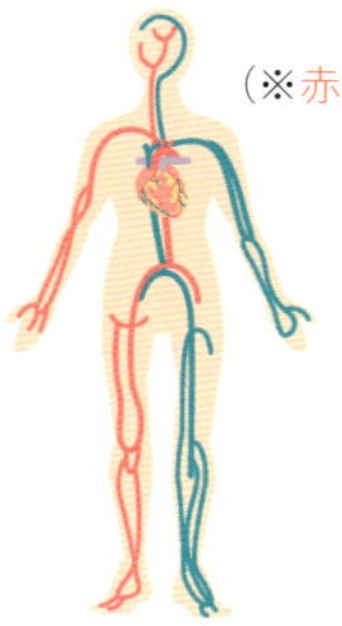

（※赤が動脈、青が静脈）

静脈は体の下水管

細胞から出された老廃物は、静脈に流れていきます。そして肝臓や腎臓で処理され、その一部は再利用されます。つまり、**静脈は下水道、肝臓や腎臓は下水処理場の役割**を担っているのです（図表3-1）。

「足は第二の心臓」

静脈を流れる血液は、地球の重力に逆らって心臓に帰らなければなりません。そこで、**血液を下から上に持ち上げる力が必要**になります。

血液を下から上に持ち上げる方法は、主に二つあります。

①上から吸い上げる

息を吸うとき、血液も一緒に下半身から上半身に吸い上げられます。

②下から押し上げる

足の筋肉が伸縮すると、静脈を外側から圧迫します。すると血液が上に押し上げられます（図表3-2）。

足の筋肉が静脈を圧迫して血液を押し上げるのは、歯磨き粉を絞り出すのと同じ原理です。これは、**足の筋肉のポンプ作用**と呼ばれます。「足は第二の心臓」という言葉を聞いたことはありますか？　この言葉は足の筋肉のポンプ作用のことを表しているのです。

このようにして、血液は重力に逆らって上に流れていくのです。しかし、息を吸ったり、足の筋肉を動かしたりすることで上に流れていった血液も、息を吐くときや足の筋肉が動かないときは、重力で下に落ちてしまうは

●図表3-2　ポンプの働きをする筋肉

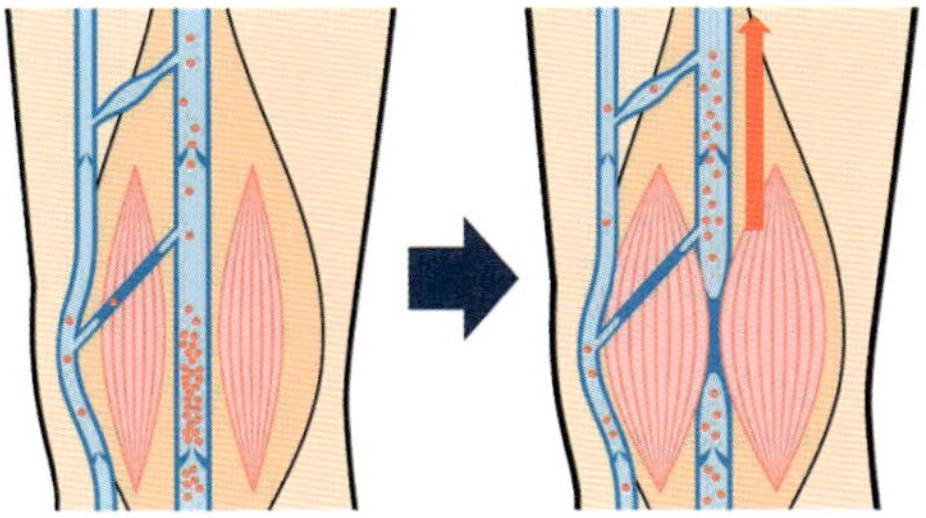

足の筋肉が収縮すると
血液が上に押し上げられる

ずです。しかし、実際には血液は落ちてきません。それはなぜでしょう？

とても大事な逆流防止弁

静脈には、重力による血液の落下を防ぐために、**一方通行に開く**扉が備わっています。それが「**弁**」です。この弁は数センチおきに存在します。息を吸ったとき、足の筋肉が動いたときには弁が開くため、血液は下から上に流れることができます（図表3-3の左）。息を吐いたときや足の筋肉が動いていないとき、血液は弁が閉じたところで一度止まります（図表3-3の中）。そして、再び息を吸ったとき、足の筋肉が動いたときに次の弁まで上っていきます。

逆流防止弁の故障

地球の重力に逆らって静脈内の血液を心臓に戻すために、大切な役割を担っている弁。この大切な弁が故障してうまく閉じなくなってしまったら、いったいどうなるでしょうか？

ピンチ！　下水管が逆流！

静脈は、下から上に一方通行で流れる血管です。**弁が故障するということは、静脈の血液が逆流**するということ（図表3-3の右）。一方通行の道路で車が逆走してくるのと同じ状況が生まれます。その場面を想像してみて

図表3-3　静脈弁（左から閉じたとき、開いたとき，壊れたとき）

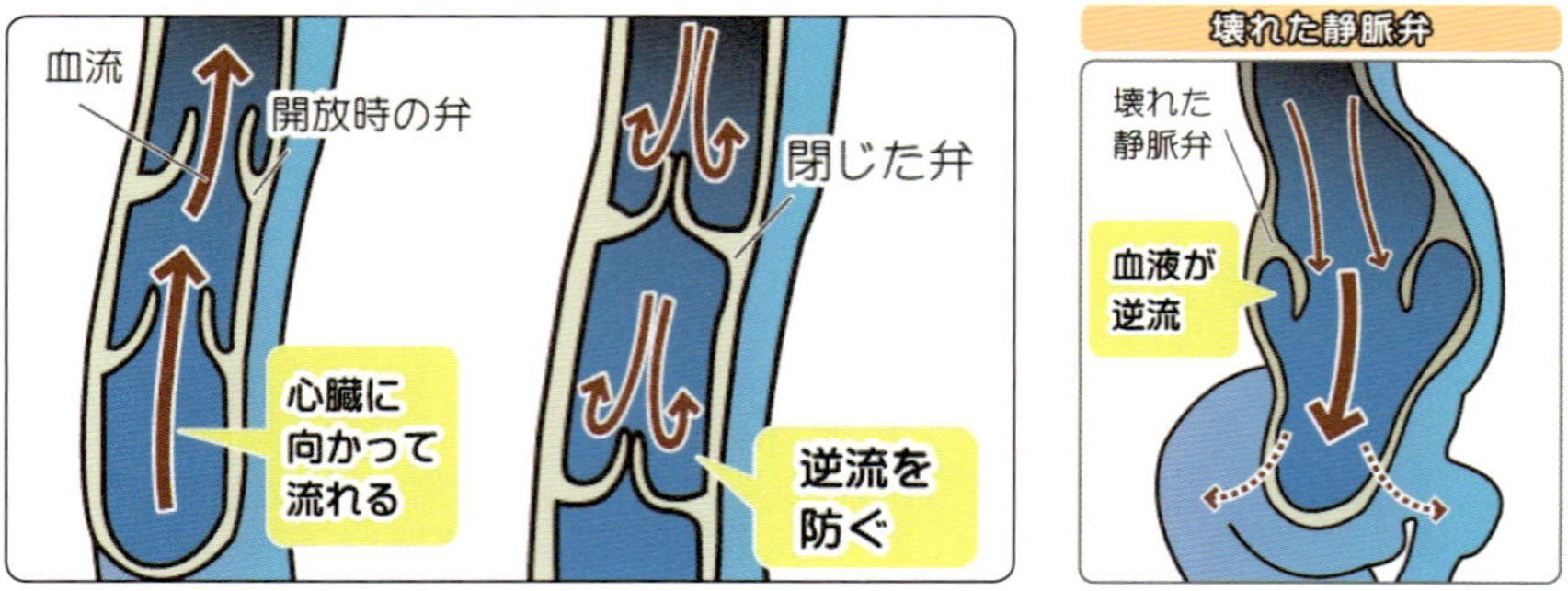

ください。車は動けなくなりますよね。つまり、**血液は交通渋滞を起こす**ようになります。

静脈内で血液が渋滞すると、静脈は徐々に太くなっていきます。すると静脈弁も拡張して、余計に閉じにくくなります。すると血液の逆流がさらに増え、血液の渋滞がさらに悪化する、という悪循環に陥ってしまうのです。

年月とともに静脈は少しずつ太くなり、ときにはクネクネと曲がるようになります（図表3-4）。これが「**伏在型静脈瘤**（34ページ参照）」の成り立ちです。

静脈弁が故障しやすいのは、体の表面を走る「表在静脈」です。表在静脈には、**くるぶし→すね→太ももの内側**と走り、足の付け根で深部静脈に合流する「大伏在静脈」と、ふくらはぎを走り膝の裏で深部静脈に合流する「小伏在静脈」の二本の静脈があります。また、表在静脈と深部静脈を交通する穿通枝という静脈もあります。

表在静脈は体表を走るため、内側には固い筋肉がありますが、外側は皮下脂肪や皮膚など軟らかい組織となっており、静脈弁の故障により血液が逆流し始めると、血液が停滞して表在静脈は徐々に太くなっていきます。すると静脈弁も拡張してしまい、余計閉じにくくなります。そのため、**表在静脈と穿通枝は、血液の逆流を防止する弁が故障しやすく、静脈瘤が発生しやすい**のです。

●図表3-4　太くクネクネと曲がった静脈

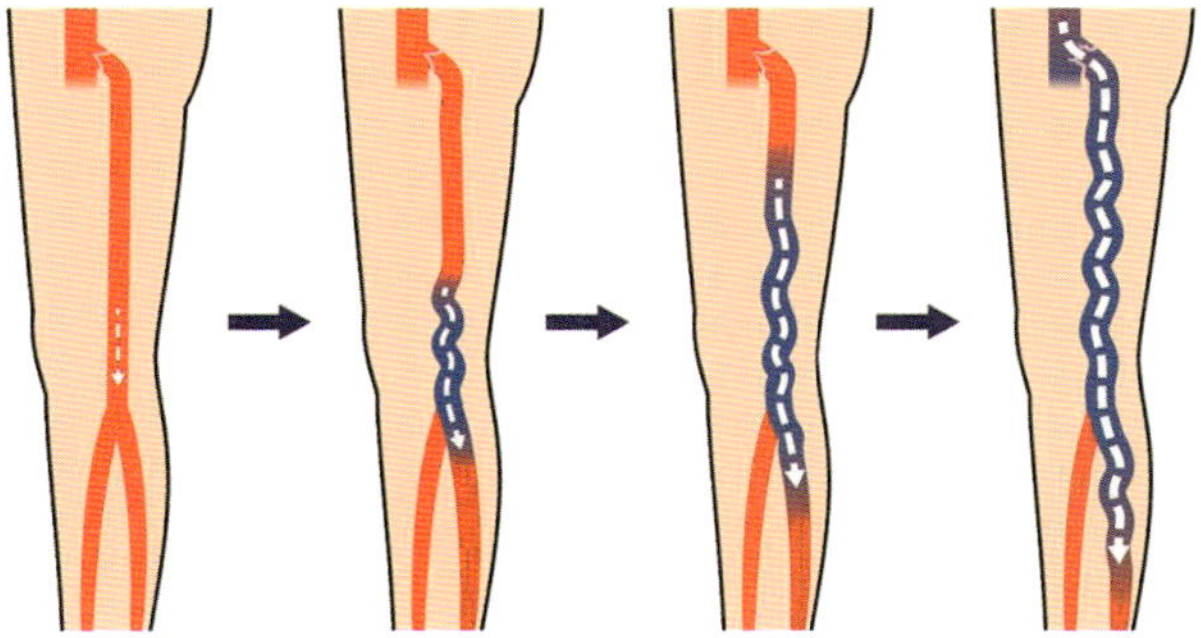

反対に、足の中心部の深いところを走る「深部静脈」は、筋肉の中を走るため、筋肉によって常に四方から圧迫されています。それゆえ深部静脈は血液が停滞しにくく、血液が停滞しないから静脈も拡張しにくいのです。したがって、深部静脈の弁は、血栓症などが起こらない限り、滅多なことでは故障しませんし、血液の逆流を起こすことはありません。

静脈瘤、見た目は悪いがホントはエライ!

血液の立場で考えてみましょう。

弁が開きっぱなしの静脈に入り込んでしまうと、重力により逆戻りしてしまい、心臓に帰ることができません。しかし、なんとかして正常な静脈に合流することさえできれば、血液は心臓に帰ることができます。そこでヒトの体は、**弁がダメになった静脈から正常な静脈へと迂回するバイパス道路を建設しようとする**のです。バイパス道路は枝が伸びるように、正常に弁が機能する静脈まで伸びていきます。それがクネクネとした静脈、「**側枝型静脈瘤**」です（図表3-5）。静脈瘤は、渋滞の迂回路として発生したものなのです。

本当の黒幕は表に出てこない

このように、**下肢静脈瘤は、表在静脈の弁逆流によって血液が渋滞した結果、渋滞を迂回するために仕方なく体の表面に現れた静脈のバイパス**です。

見た目が悪いため、それ自体が何か悪い病気のように思われがちですが、これは結果としてできたものです。**静脈瘤ができる原因は、その上流にある表在静脈の弁の故障**によって起こる血液の逆流なの

●図表3-5　側枝型静脈瘤

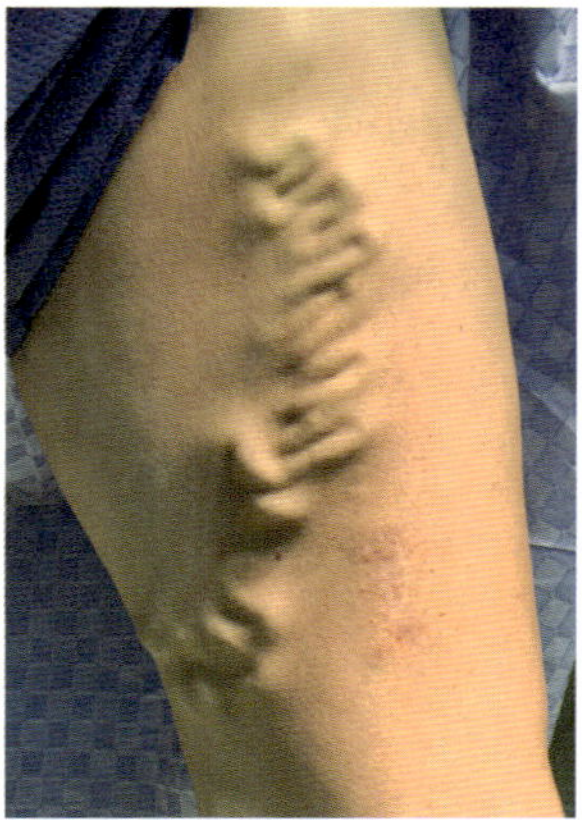

です。

静脈弁の故障による血液の逆流は、体の外からは見ることができません。つまり、事件の黒幕は決して表には出てこないのです。

ボコボコと浮き出た静脈瘤の存在により、血液の逆流の存在を推測することはできますが、本当に血液が逆流しているかどうかは、超音波検査を行わないと確認することができません。したがって、足の血管がクネクネして浮き出ている方は、自覚症状の有無にかかわらず、一度超音波検査を受けてみることをお勧めします。

コラム

私が医師を目指した理由

私は一九七二年、神奈川県横浜市で生まれました。町工場を営む両親のもと、三人兄弟の真ん中として育ちました。幼い頃は野球とサッカーに夢中な活発な子どもでしたが、人を笑わせるのが好きで、授業中にふざけては先生に叱られ、しょっちゅう廊下に立たされていました。

私が小学生のある日、祖父が突然病に倒れました。急性大動脈解離という病気です。一週間前に俳優の石原裕次郎さんが同じ病気で緊急手術をして、連日テレビのニュースで報道されていましたので、子ども心にとても重い病気だということは伝わりました。

病状を説明してくださったのは、石原裕次郎さんの手術を担当した先生でした。先生から伝えられたことは「今すぐ手術をしなければ命は助からないが、手術をしても助かる確率は一%」という絶望的なものでした。大切な家族を失うかもしれない初めての経験でした。

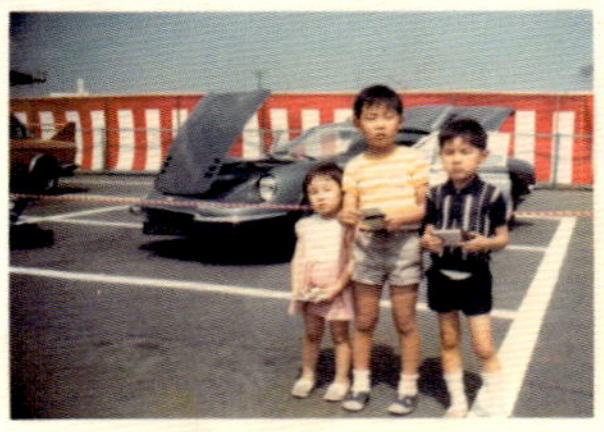

子どもの私にはどうすることもできません。「神様お願いします！　僕はいい子になります。勉強もします。どうかおじいちゃんを助けてください！」。ひたすら神様にお願いしました。

そして、手術は十時間以上に及びましたが、奇跡的に祖父の命は助かりました。

「いつかこんな大人になりたい！」

小学生の私はこの時、野球選手でもサッカー選手でもなく、将来は人の命を助ける立派な外科医になるんだと心に誓ったのです。

しかし、「喉元過ぎれば熱さを忘れる」とはよく言ったもので、あれほど神様にお願いしたにもかかわらず、祖父が元気になると、私はあっさり元のふざけてばかりの小学生に戻っていました。

そんななか、兄が中学受験をしてある私立中学に入学しました。兄が受験したのだから自分も。当時の私は何も考えず、当たり前のように中学受験をしました。しかし、私は受験本番直前でもファミコンばかりやっていて、まじめに勉強していませんでした。当然、結果は惨憺たるものでした。かろうじて一校には合格しましたが、ほかの四校は不合格。それでも私としては、一校受かっただけでも、めでたし、めでたし、と思っていました。

それからしばらくして小学校卒業を間近に控えたある日、一緒に中学受験をしたクラスメートと些細なことで喧嘩をしてしまいました。そのとき、彼から中学受験の惨敗ぶりを思い切り馬鹿にされました。当時のクラスで私立中学を受験した人は一割程度でしたので、お互いに共感することも多く、とても仲良しでした。それだけに精神的なショックは大きく、不甲斐ない自分への怒りがこみ上げてきました。

中学に入学してからの私は百八十度人間が変わり、勉強の鬼になりました。高校を卒業するまでの六年間、毎日夜中の三時まで勉強する生活を続けました。その結果、目標であった医学部に進学することができました。

医学部を卒業し、国家試験に合格した私は、祖父の命を救ってくれた先生と同じ心臓血管外科の道に進みました。外科の世界でも花形と言える心臓外科。命に直結する心臓の手術は大きな責任と緊張が伴いますが、とてもやりがいがあります。

それにひきかえ下肢静脈瘤はと言うと、命にはかかわらない病気ゆえ、軽んじられる風潮にありました。

しかし、下肢静脈瘤は治療をすると長年悩まされていた症状が治るため、意外にも患者さんがとても喜んでくださるのです。命にかかわるかどうかに関係なく、人から喜ばれると素直にうれしいものです。

それに、下肢静脈瘤と言っても症状や形は十人十色。お一人おひとりの悩みも異なります。患者さんは口々におっしゃいます。

「かかりつけの先生に聞いても『そんなの病気のうちに入らない』、『それは年のせいだ』、『ストッキングでもはいておけばいい』と取り合ってもらえなかった」。

たかが静脈瘤、されど静脈瘤。私は静脈瘤の奥深さに魅了され、いつしかライフワークとなりました。下肢静脈瘤の専門家として定年まで病院に勤めたいと考えていましたが、医療技術の進歩により下肢静脈瘤治療は病院での入院治療からクリニックでの日帰り治療が主流になりました。

そこで、二十一年間で培った経験を基に、下肢静脈瘤で悩んでいらっしゃる人々のお役に立ちたいと考え、下肢静脈瘤治療に特化した専門クリニック「目黒外科」を開業しました。

「来てよかった」「ほかの人にも教えてあげたい」――そう思っていただけたらうれしいです。

患者さんお一人おひとりの立場に立ち、お話をよく聞きます。私は常に誠実なドクターであることを誓います。

4 下肢静脈瘤の症状

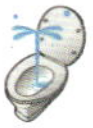

体にとって下水管の役割をしている静脈が逆流すると、どのような症状が現れるでしょうか？　みなさんのご家庭の下水管が逆流したらどうなるか、想像してみてください。

下水管に相当する静脈が逆流すると、血液中の老廃物や水分が重力によって逆戻りして、足の静脈に溜まってしまいます。すると、どのようなことが起きるでしょうか？

血液中のゴミ（老廃物）をたっぷりと含んだ血液が足にたくさん溜まるので、様々な症状が出てきます。

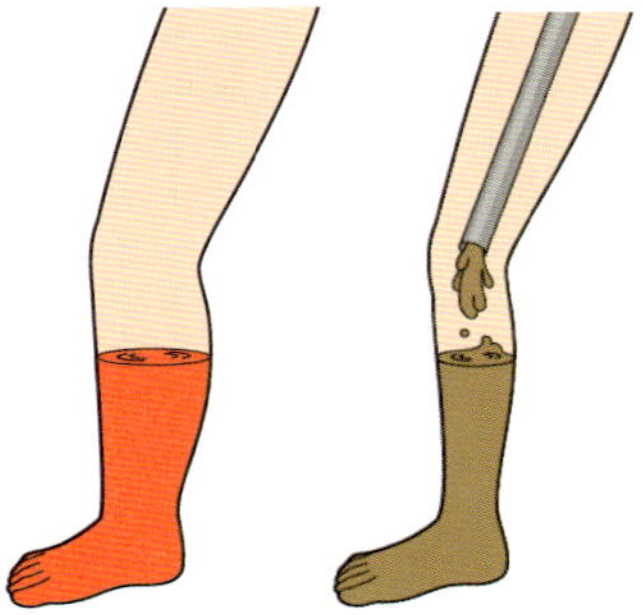

足のむくみやだるさ、浮き出た血管に要注意！　下肢静脈瘤の症状とは？

①足の血管が浮き上がる、毛細血管が目立ってくる

足の血管（静脈）のふくらみは、下肢静脈瘤の症状のなかでも最も代表的なもので、自分でも変化に気付きやすい症状です。すねや膝の裏側、ふくらはぎの静脈が太くなって青く盛り上がり「こぶ」のように見える場合や、血管がクネクネと細かく蛇行している場合もあります。また、皮膚の表面は平らでも、くっきりとした青い網目状の血管や赤紫色をしたクモの巣状の毛細血管が目立つようになるケースもあります。

②就寝中に足がつる

夜中から明け方にかけて、たびたび起こるこむら返りは、「足の疲れ」が原因と思われがちですが、下肢静脈

瘤の初期によく見られる症状です。

③足のだるさが続く

「立ちっぱなし」、「座りっぱなし」など、長時間、同じ態勢を続けていると、ふくらはぎや足の裏がだるくなってきます。夕方になると特に悪化します。

通常は足を高くして休み、足に溜まった血液の流れをよくすると、だるさは和らぎます。

足のだるさは、疲れや運動不足などが原因の場合もありますが、下肢静脈瘤の初期から起こる症状でもあります。

④足がむくむ

足がむくみやすく、特に夕方以降にひどくなります。

塩分の摂りすぎ、お酒の飲みすぎなどにより足がむくむこともありますが、下肢静脈瘤が進行して中期になると、足のむくみが見られるようになります。

足のむくみの有無は、自分で簡単にチェックできます。足のすねを五秒間指で強く押し、十秒経っても凹みが戻らなければ、むくみがあると考えられます。

「言われてみれば、日常的に足のむくみがあるかも……」と心当たりのある方も多いのではないでしょうか？

⑤ひざ下の皮膚が褐色に変化する・湿疹やかゆみがなかなか治らない

「足にできた湿疹や痒みがなかなか治らない」という場合、**下肢静脈瘤が進行した際に起こる合併症「うっ滞性皮膚炎」**（図表4-1）の可能性があります。

うっ滞性皮膚炎の原因は、その名のとおり「静脈のうっ滞（血液の滞り）」です。静脈の血圧が高くなると、皮膚の毛細血管が切れて、小さな内出血を起こします。内出血が繰り返されると、「ヘモジデリン」という物質が皮膚の下に溜まって、**皮膚が黒っぽく変色**します。また、皮膚の血液循環が悪いので皮膚が硬くなるほか、皮膚のバリア機能も破壊されるので、湿疹や痒みが起こりやすくなります。

うっ滞性皮膚炎の段階になると下肢静脈瘤も重症です。ケガでできた傷や湿疹の掻きこわしなども治りにくく、潰瘍（皮膚組織の深いところまでに及ぶ傷）になる場合もあるため、注意が必要です。症状の改善には塗り薬によるピンポイントの治療だけでは効果がなく、根本的な原因である静脈のうっ血を改善しなければなりません。

静脈の弁が故障すると、重力による血液の逆流が起こります。さらには血液の渋滞が生じ、このように様々な症状が起きるのです。

では、そもそも静脈の弁は、どのような原因によって故障するのでしょうか？

●図表4-1　うっ滞性皮膚炎

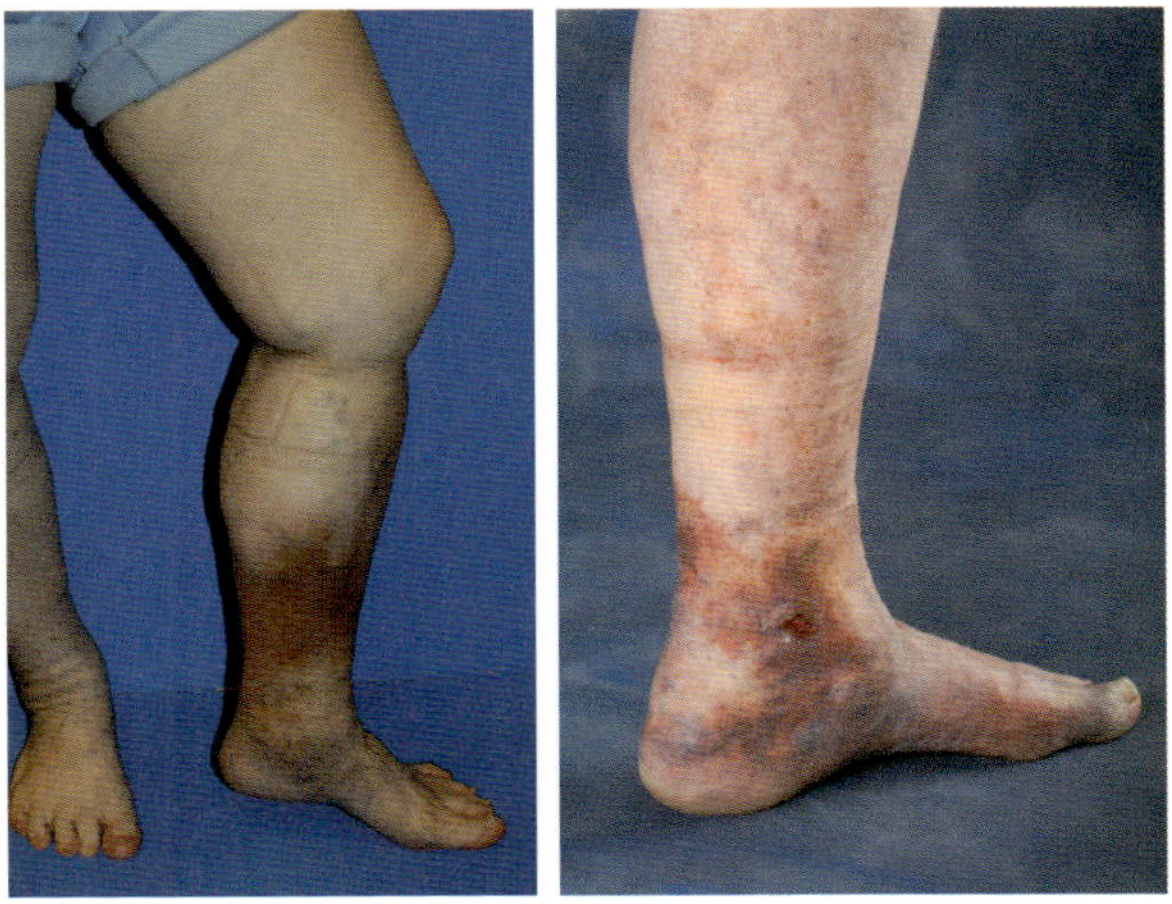

5 静脈瘤ができやすいのはどんな人？

血液が重力により落下しないようにするための静脈弁ですが、様々な理由によって、弁が正常に閉じなくなることがあります。

主な原因には次のようなものが挙げられますので、ぜひ参考にしてください。

①立ち仕事（デスクワーク）
②妊娠・出産
③遺伝
④加齢
⑤肥満
⑥便秘
⑦性別

①立ち仕事とデスクワーク

調理師・美容師・警備員・クリーニング店など、歩き回らず同じ場所に長時間立ちっぱなしのお仕事をされている方は、足の筋肉によるポンプ作用が働きません。そのため足の静脈に血液が溜まりやすくなり、弁に負担がかかって故障してしまい、

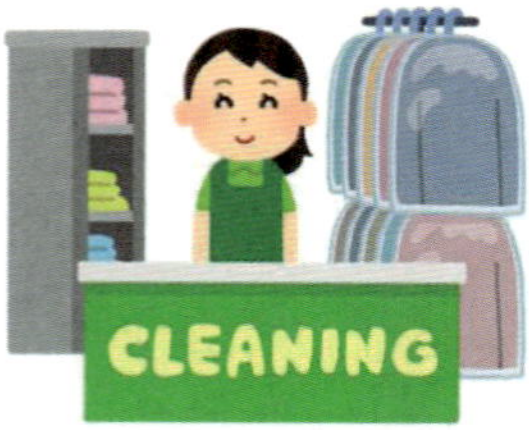

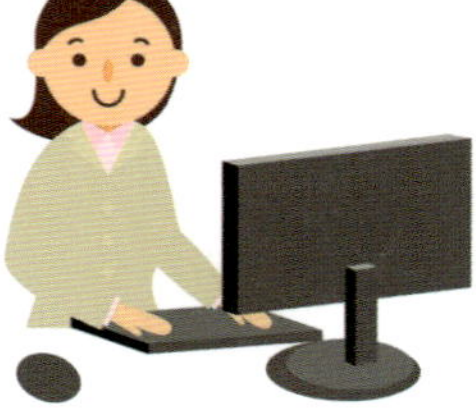

きちんと閉じなくなってしまうのです。

また、事務やパソコン業務など、長時間同じ姿勢でじっとしている方も、足の筋肉のポンプ作用が働きません。そのため、立ち仕事の方ほどではないものの、静脈弁に負担がかかることになります。

②妊娠・出産

「出産を経験した女性の二人に一人は静脈瘤を発症する」というデータがあります。

その原因として考えられているのが、次の三つです。

a．母体の血液量の増加
b．女性ホルモンの影響
c．子宮による静脈の圧迫

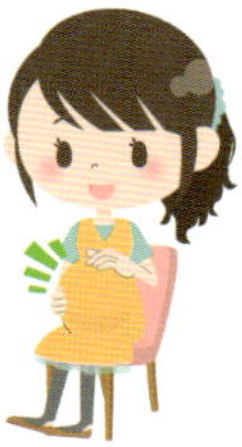

a．母体の血液量の増加

妊娠中は、赤ちゃんを育てるため、お母さんの体の中を流れる血液量が四十～五十％増加すると言われています。そのため、全身の静脈はパンパンに張り詰めた状態となります。特に重力の影響を受けやすい足の静脈には多くの血液が溜まるので、静脈は太くなりやすいのです。

b．女性ホルモンの影響

妊娠中はエストロゲンとプロゲステロンという女性ホルモンの量が数十倍から百倍に増加します。女性ホルモンは血管の拡張作用があるため、妊娠期間が長くなるほど静脈は太くなります。

c．子宮による静脈の圧迫

妊娠週数が進み、胎児が大きくなると、大きくなった子宮が骨盤の中で静脈を

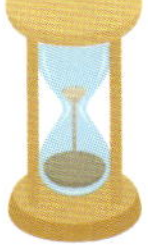

圧迫します。すると、静脈は砂時計のように狭くなるため、足から流れてきた血液は渋滞します。血液検査をするときに腕をゴムで縛ると、腕の静脈が浮き出てきますよね。あの状況と同じことが起こるので、大きくなった子宮の圧迫により足の静脈は太くなるのです。

妊娠中はパンパンに引き延ばされていた足の静脈も、出産後には縮んで元に戻ろうとします。しかし、妊娠回数が増えるにしたがって、伸び切ったゴムと同じように、太くなった静脈が元に戻りにくくなります。一般的には二回目の妊娠から静脈瘤が目立つようになることが多く、妊娠回数の増加にしたがって静脈瘤の発生頻度も増えていきます。

③遺伝

両親が下肢静脈瘤に罹患している場合、子どもに遺伝する確率は約九十%と言われています。また、どちらか片方の親に下肢静脈瘤がある場合の遺伝率は、男性の子どもで二十五%、女性の子どもは六十二%というデータ※があります。

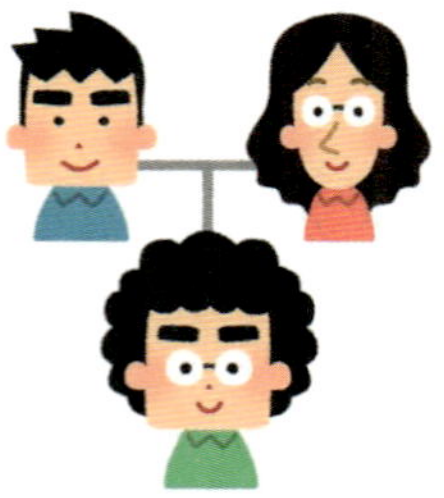

④加齢

ゴムホースとしての役割を担う静脈には弾力が必要で、静脈の中にある「**弾性膜**」という層が、主にその役割を担っています（図表5-1）。

年齢とともに静脈の弾性膜は徐々に脆くなるので、弾力がなくなります。伸び縮みしにくく、緩みやすくなっていきます。履き古したパンツのゴムと同じような状態です。

そのため、長時間の立ちっぱなしなどによって足の静脈に血液が溜まると、静脈は伸びやすくなり、徐々に太くなっていきます。

⑤肥満と運動不足

肥満は下肢静脈瘤の要因として、あまり強くはありませんが、高度の肥満女性は静脈瘤になりやすいというデータがあります。

肥満の方は総じて運動不足です。運動不足だと足の筋肉をあまり使わず、筋肉のポンプ作用が不十分となるため、足に血液が溜まりやすくなります。また、おなかの脂肪が静脈を圧迫するので血流が滞り、静脈が太くなりやすいのです。

⑥便秘

関係がなさそうに感じますが、実は、便秘も下肢静脈瘤の要因です。排便のときにいきむと腹圧がかかります。便秘で排便時に強い腹圧がかかると、おなかの中で静脈が強く圧迫されるので、血液が上に向かって流れにくくなるためです。これにより、足の静脈で血流が滞るため、静脈が太くなりやすくなるのです。

⑦性別（女性ホルモンと筋肉量）

下肢静脈瘤に罹る患者さんの男女比はおよそ三対七で、女性がなりやすい傾向があります。

妊娠・出産が下肢静脈瘤の大きな原因であることもそうですが、女性ホルモンは静脈や静脈弁を伸びやすくさせる作用があるので、妊娠していないときでも女性は静脈が伸びやすいのです。

また、女性の筋肉量は男性に比べると少ないので、足の筋肉による血液のポンプ作用が弱く、足に血液が滞り

●図表5-1　血管に弾力を与える弾性膜

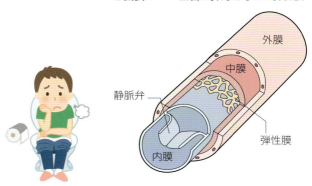

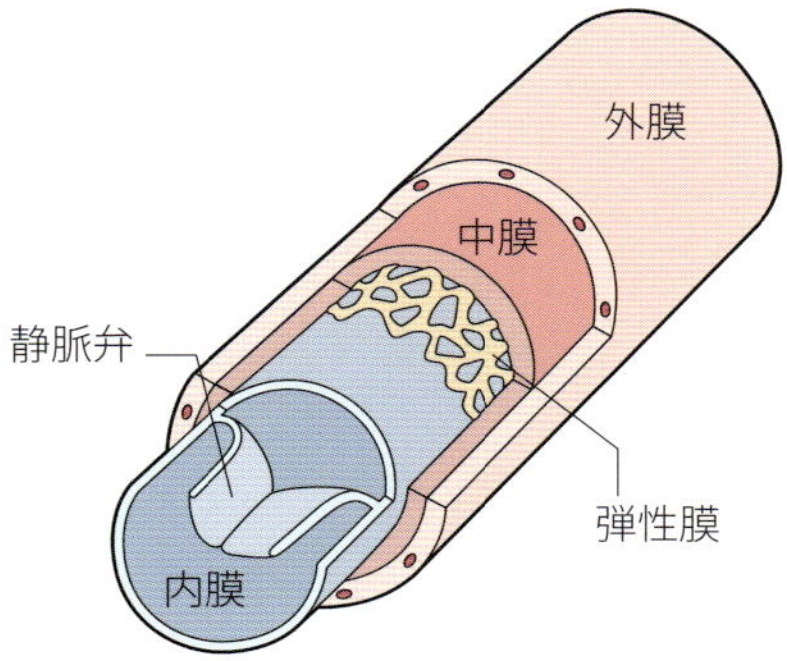

やすいのです。これらの理由がいくつも組み合わさり、下肢静脈瘤へと進展していくのです。

【出典】

※Cornu-Thenard A et al. Importance of the familial factor in varicose disease:Clinical study of 134 families. J Derm SurgOncol 1994;20:318-26.

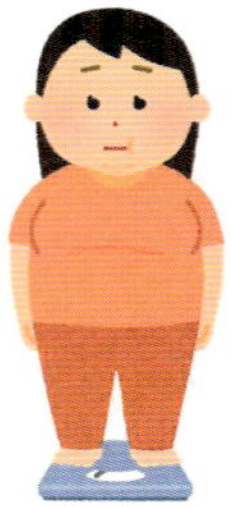

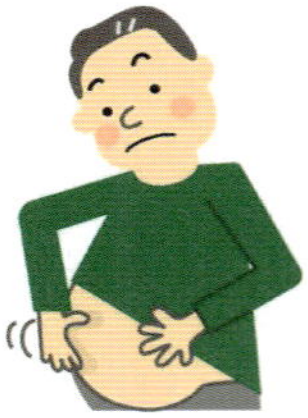

コラム

思い出に残る患者さん　「先生、アタシやっぱり女だわ！」

Aさんは七十代の女性。女性にしてはめずらしく、足の静脈がボコボコに浮き出ていました。女性は男性に比べると見た目を気にしますので、比較的軽度なうちに受診される傾向にありますから、ここまで放っておくのはめずらしいのです。

お話をうかがうと、静脈瘤は気になっていたけれど、長年勤めていたお仕事（もちろん立ち仕事）の忙しさから、ついつい治療があと回しになってしまったとのこと。足のだるさとむくみは「いつものこと」とあきらめ、いつしか足は血管が浮き出て醜くなり、スカートも穿かなくなっていたそうです。

そんなAさんに対して、当時は標準的だった「ストリッピング手術」を行いました。もちろん、ボコボコ浮き出た静脈瘤もきれいに切除して。

術後の抜糸から一カ月ほどが経った頃、経過観察のため、Aさんが外来にやってきました。手術を受ける前のAさんは、見た目も地味でおとなしい印象の方でした。しかし、その日のAさんはセットされたヘアスタイルに、お化粧もばっちり！　そしてなんと、膝が見える丈のスカートを穿いているではありませんか。一瞬、別の患者さんを間違えて呼んでしまったかと思ったほどです。このAさんの変わりよう。

Aさんは言います。「長年ずっとあきらめていたんだけど、足がすごく軽くなって、見た目もきれいにしてもらったからうれしくなってきちゃって、思い切ってスカート穿いてみたのよ。そしたらさ、思い出しちゃったのよ…。先生、アタシやっぱり女だわ！　あはははは」

下肢静脈瘤って、命にはかかわらないけれど、手術によってこんなにも人を幸せにすることができるのか。この道で生きていこうという決意を強くした、Aさんとの忘れられないエピソードです。

第2章

診断と治療

6 下肢静脈瘤の種類

一般的な下肢静脈瘤

静脈瘤とひと口に言っても、足の皮膚にミミズが這ったような太い静脈瘤もあれば、毛細血管のような細い静脈瘤もあります。

下肢静脈瘤は、大きく分けて、**伏在型静脈瘤**、**側枝型静脈瘤**、**網目状静脈瘤**、**クモの巣状静脈瘤**の四つのタイプがあります。

・伏在型静脈瘤

前述したように、表在静脈には大きく分けて「大伏在静脈」と「小伏在静脈」の二本の静脈があります（図表6-1）。厳密には、大伏在静脈と並行して走る「副伏在静脈」もあります。この伏在静脈の弁がちゃんと閉じないと、地球の重力により血液が逆流し、血液が渋滞（うっ滞）するようになります（図表6-2）。この**血液の逆流による渋滞が**、**伏在型静脈瘤**です。

慢性的に血液の渋滞が続くと、静脈が少しずつ引き伸ばされて太くなっていきます。静脈が太くなると、弁も引き伸ばされ

●図表6-1　静脈の流れ

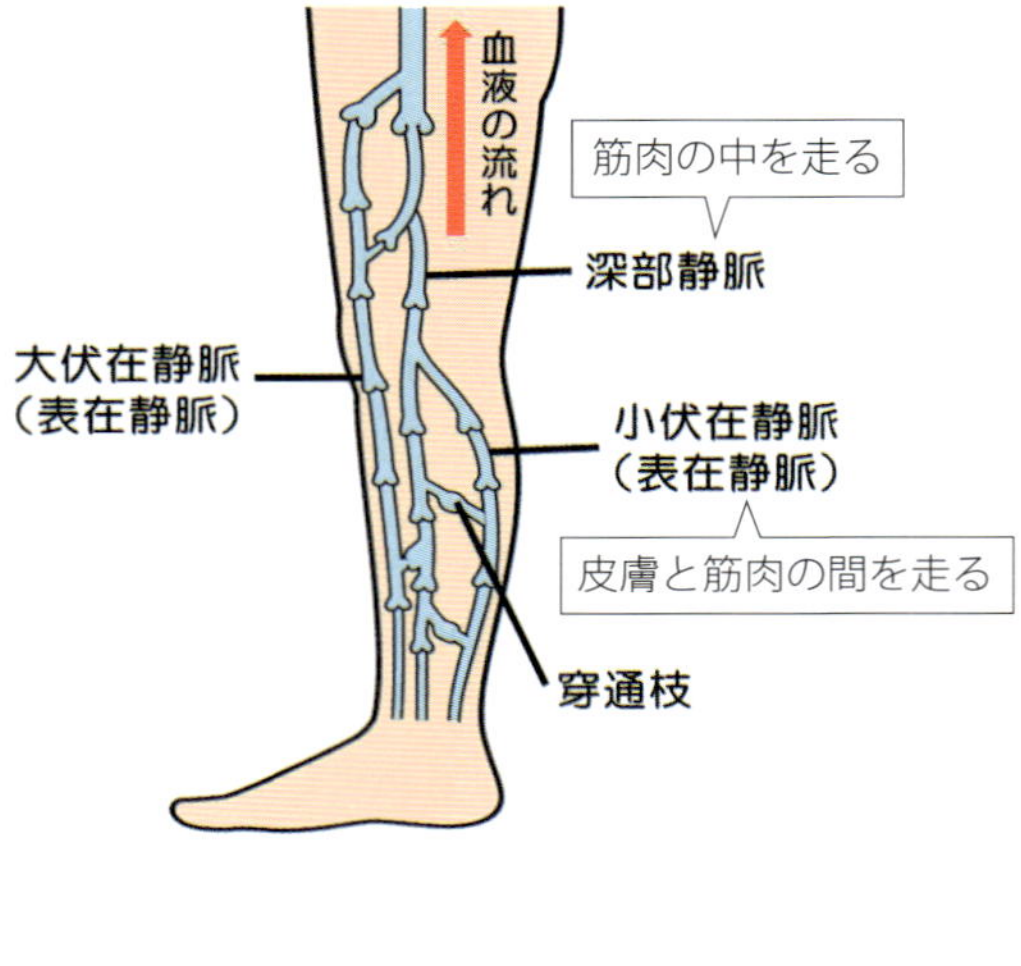

●図表6-2　血液のうっ滞

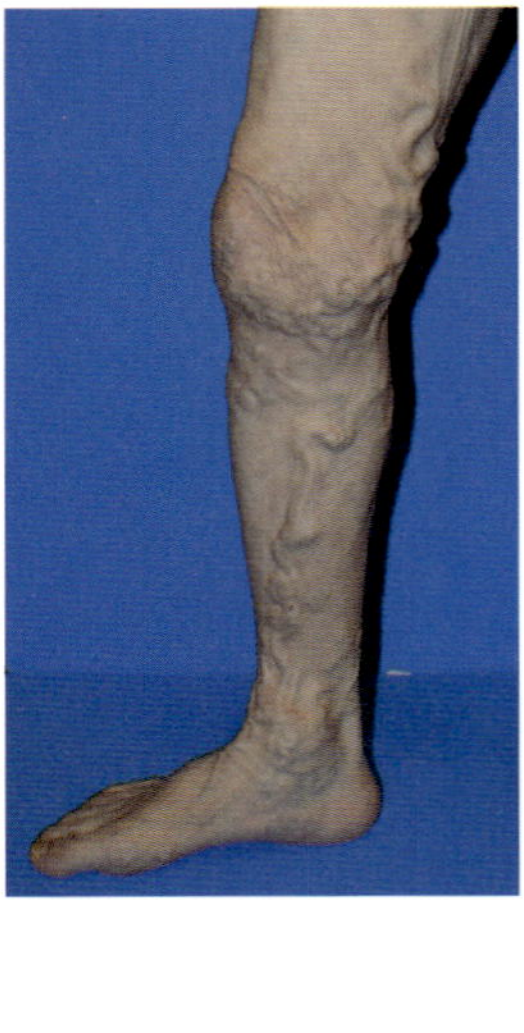

て、きちんと閉じなくなるので、血液の渋滞はひどくなります。

この悪循環を繰り返すと静脈は拡張し、クネクネと蛇行するようになります（図表6-3）。

お店の行列も、はじめは一列ですが、行列が長くなると二列で並ぶようになります。また、ディズニーランドやユニバーサル・スタジオのような大人気のテーマパークになると、二列に並ぶだけでは間に合わないので、列を蛇行させますね。伏在型静脈瘤は、まさにそのような状態なのです。

●側枝型静脈瘤

側枝型静脈瘤は、その名のとおり「枝分かれした」静脈瘤です。伏在静脈から枝分かれした静脈が年月の経過とともに徐々に拡張し、クネクネ蛇行するようになったものです（図表6-4）。

伏在静脈の弁が閉じないことで血液が逆流する点では、伏在型も側枝型も同じです。では両者の違いはどこにあるのでしょうか？

伏在静脈に入った血液は、弁のすき間から落ちてしまいます。すると心臓にたどり着くことができません。そこでどうするか？　弁がきちんと閉じる正常な静脈に合流することができれば、血液は心

●図表6-4
側枝型静脈瘤

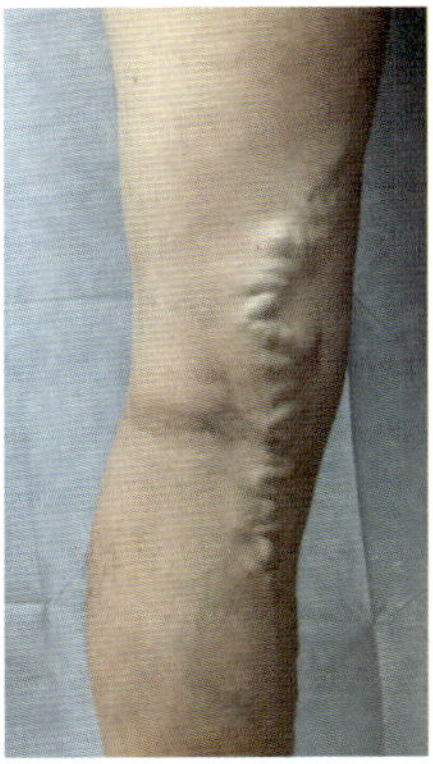

●図表6-3　太くクネクネと曲がった静脈

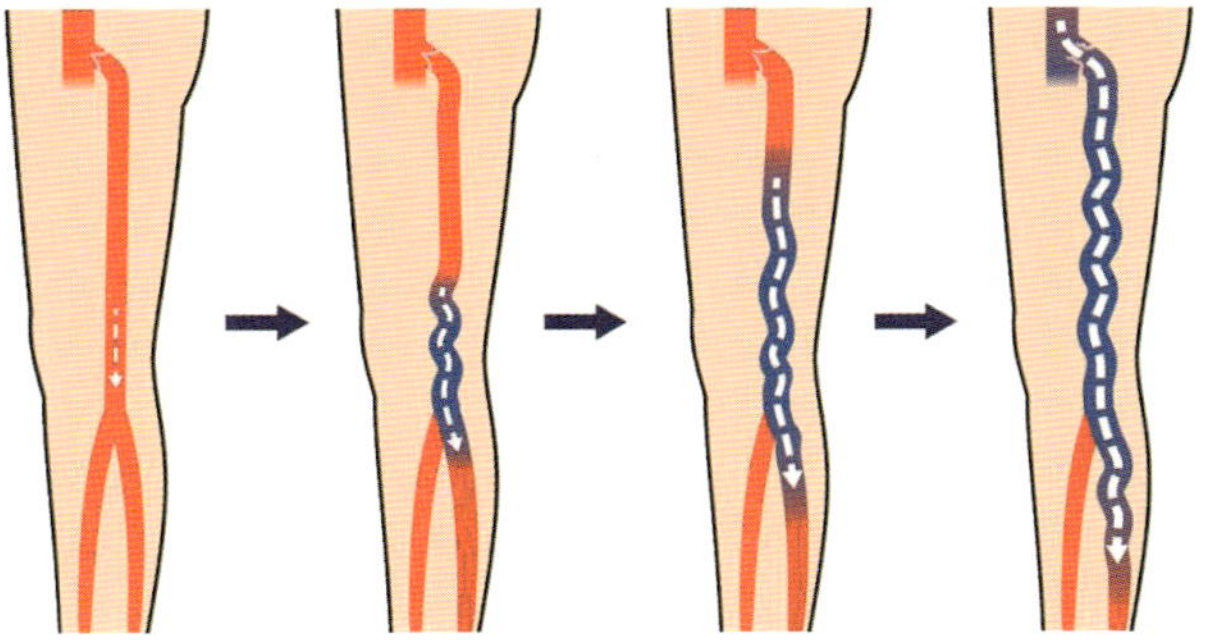

臓に帰ることができます。そこで、**血液が逆流している伏在静脈から正常な静脈へと迂回するためのバイパス道路**が作られます。このバイパス道路こそが側枝型静脈瘤です。

・クモの巣状静脈瘤

太ももやひざ、ふくらはぎに赤や紫色の毛細血管が見られることがあります。これを**クモの巣状静脈瘤**といいます（図表6-5右）。

皮膚の直下にある真皮と呼ばれる層を走る直径〇・一〜一ミリの毛細血管です。英語ではspider veinと言い、クモの巣状「静脈瘤」と名前はついていますが、「**毛細血管拡張症**」とも言います。太ももの裏側を走る「外側静脈系」と呼ばれる表在静脈から発生し、多くの場合は網目状静脈瘤を根っことして、木の枝状に伸びていきます（図表6-5左）。

・網目状静脈瘤

網目状静脈瘤も、クモの巣状静脈瘤と同様に、太ももやひざ、ふくらはぎに見られます（図表6-6）。直径二ミリ以下の毛細血管で、通常は青色をしています。クモの巣状静脈瘤と交通していることが多く、**クモの巣状静脈瘤の「栄養血管」**ともいわれます。

図表6-5　クモの巣状静脈瘤と発生の仕組み

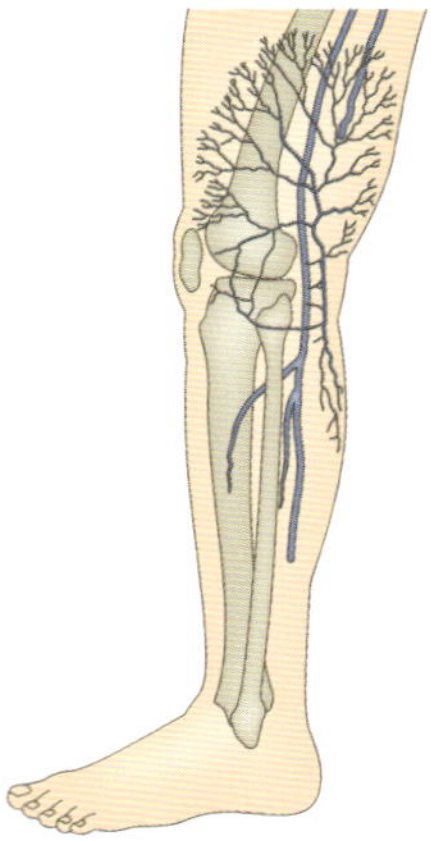

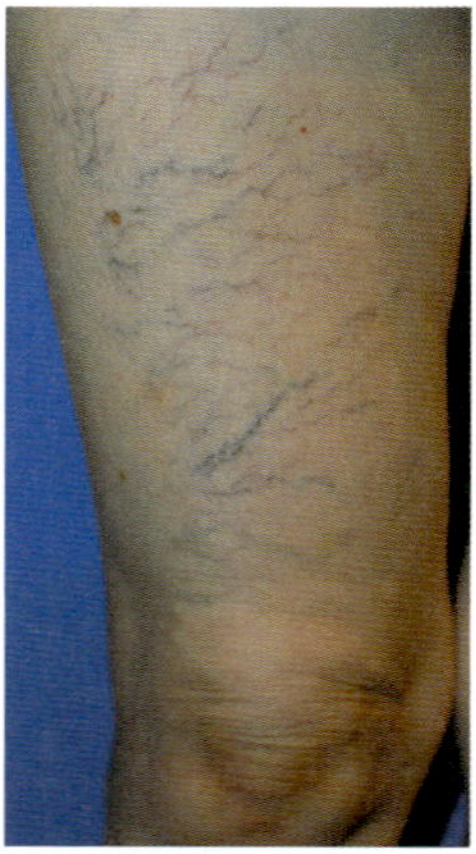

図表6-6　網目状静脈瘤

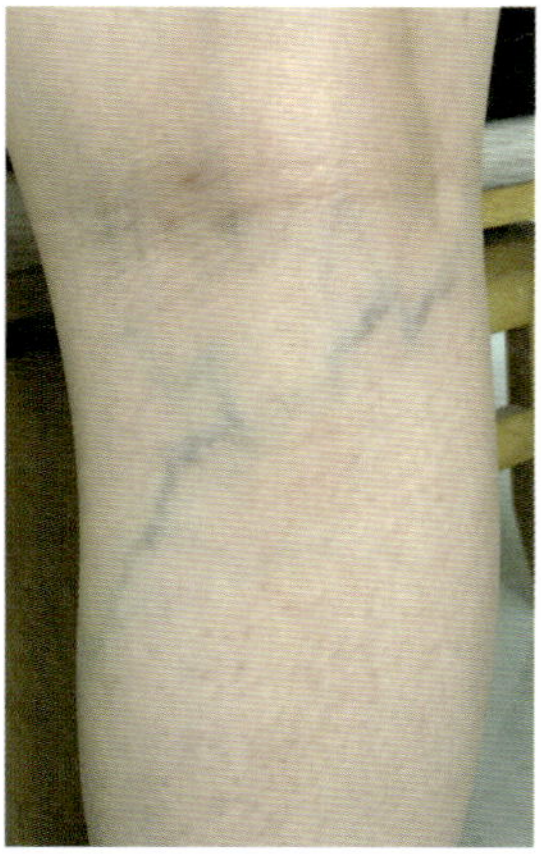

特殊な静脈瘤　陰部静脈瘤

陰部静脈瘤という特殊な静脈瘤もあります。これは、股の付け根や太ももの裏側にできる静脈瘤です（図表6-7右）。妊娠中にできることが多く、女性特有の静脈瘤と言えます。

原因となる静脈の逆流発生部位は、通常の下肢静脈瘤の場合は大（小）伏在静脈や副伏在静脈ですが、陰部静脈瘤の場合は**子宮や卵巣など、骨盤内の静脈から発生**します（図表6-7左）。そのため、**骨盤静脈瘤**とも呼ばれます。

〈原因〉

妊娠中は赤ちゃんのいる子宮にたくさんの血液を届けるために、女性ホルモンのエストロゲンとプロゲステロンが増加します。**エストロゲンとプロゲステロンは毛細血管を拡張させる作用**があります。

妊娠後期になると子宮が大きくなり静脈が圧迫されるため、血流が砂時計のように停滞しやすくなります。すると、毛細血管を増やすことで血流の悪化を補おうとして、子宮や卵巣付近の毛細血管が発達するようになります。

以上のような原因が重なり、子宮や卵巣の周りには拡張した毛細血管が発達して陰部静脈瘤となります。陰部静脈瘤には正常な弁がありません。そのため、血液中の老廃物が陰部静脈瘤を通じ

●図表6-7　陰部静脈瘤と発生の仕組み

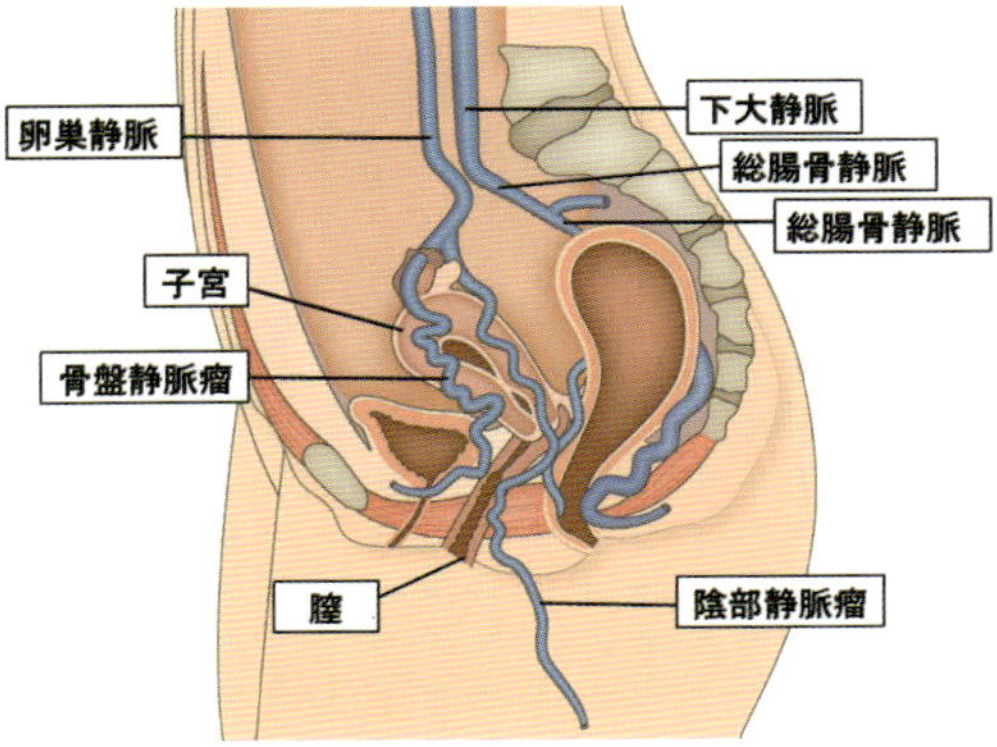

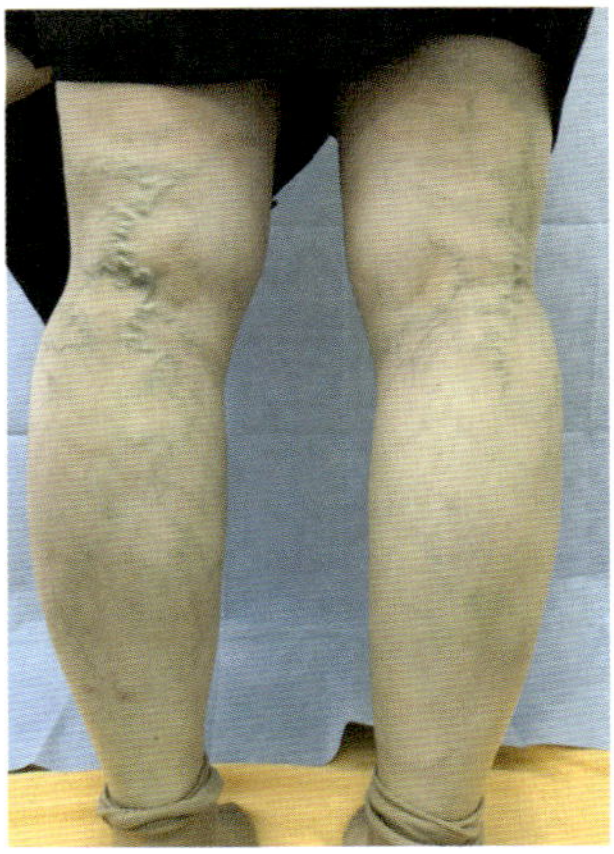

てお尻や太ももに戻ってくるのです。

〈症状〉

お尻や足の痛みやだるさが主な症状です。生理が来るたびに子宮や卵巣への血流が増加するため、陰部静脈瘤への血流も増えます。そのため、生理中は症状が強くなります。反対に、閉経になると症状が軽くなるのが特徴です。

〈治療方法〉

陰部静脈瘤に**硬化剤という薬を注入して静脈瘤を止めてしまう「硬化療法」**が一般的です。泡状にした硬化剤を陰部静脈瘤に注射します。すると硬化剤に触れた静脈が炎症を起こして閉塞します。陰部静脈瘤に血液が流れ込んでくることがなくなり、症状が改善します。

十五分ほどの治療で終了しますが、陰部静脈瘤は静脈が網目のように張りめぐらされているため、一時的に症状が改善しても再び症状がぶり返すことがあります。その場合は根気強く硬化療法を続ける場合もありますが、あまりにも症状が強い場合は首の静脈からカテーテルを挿入し、**卵巣静脈などに金属製のフィルターを埋め込む治療法**もあります。

〈予防方法〉

妊娠がきっかけとなる陰部静脈瘤ですが、妊娠期間中を通じて**弾性ストッキングの着用**を続けることが予防につながります。軽度の症状の方は膝下までのハイソックスタイプで構いませんが、両足全体を包んでくれるマタニティ用の弾性ストッキングもあります（図表6-8）。

●図表6-8　弾性ストッキング

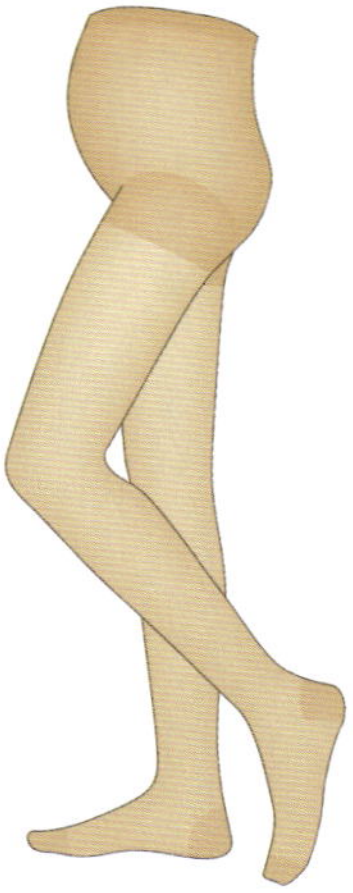

7 下肢静脈瘤の診断方法

下肢静脈瘤の診断は、問診・視診・超音波検査の三つのステップで行います。

①問診

まずは症状を確認します（図表7-1）。

いつからどのような症状があるのか、片足か両足か、左右差はあるかなどがチェック事項です。

そのほか、立ち仕事をしているか、ご家族に下肢静脈瘤の方がいるか、深部静脈血栓症（エコノミークラス症候群）になったことがあるか、などをお聞きします。

②視診

診察の際は、足の状態がよく見えるように、半ズボンに着替えていただきます（図表7-2）。足全体を見渡して、静脈瘤の状態、むくみ、湿疹、皮膚の掻きこわし、色素沈着、皮膚潰瘍などがあるかをチェックします。

治療経過がわかるように、写真撮影をしてカルテに記録します。

●図表7-1　問診票

問診票

症状について教えてください（○をつけてください）
足が重い・だるい・むくむ・足がつる・湿疹かゆみ・皮膚の色が悪い
足の血管が目立つ・その他（　　　　　　　　　　　　　　　　　）
どちらの足ですか？（○をつけてください）
右足　・　左足　・　両足
いつ頃からですか？
（　　　　　　）日・週間・月・年　前から
立ち仕事はなさっていますか？（○をつけてください）　はい　・　いいえ
（女性の方のみ）出産回数（　　　）回
今までに何か大きなご病気をされたことはありますか？
（　　　　　　　　　　　　　　　　　　　　　　　　　　）
現在通院中のご病気はありますか？（○をつけてください）
高血圧・糖尿病・脂質異常症・心筋梗塞・狭心症・脳梗塞・骨粗鬆症
がん（　　　　　　　）・その他（　　　　　　　　　　　）
服用中のお薬があればご記入ください（分かる範囲で結構です）
（　　　　　　　　　　　　　　　　　　　　　　　　　　）

③超音波検査

下肢静脈瘤の診断になくてはならない超音波検査は、外見からでは見ることができない静脈や血流の状態など、多くの情報を得ることができます。

〈検査方法〉

超音波検査は、立った状態で行うほうが静脈の拡張や逆流がより見えやすいのですが、緊張した状態で立ち続けていると、「迷走神経反射」により血圧や脈拍が低下して患者さんの気分が悪くなり、顔面蒼白・冷や汗などが見られることがあります。立位と座位で静脈の逆流検出率に差はない※という報告も発表されており、当院では座った状態で検査を行っています。

●図表7-2　診察用のズボン

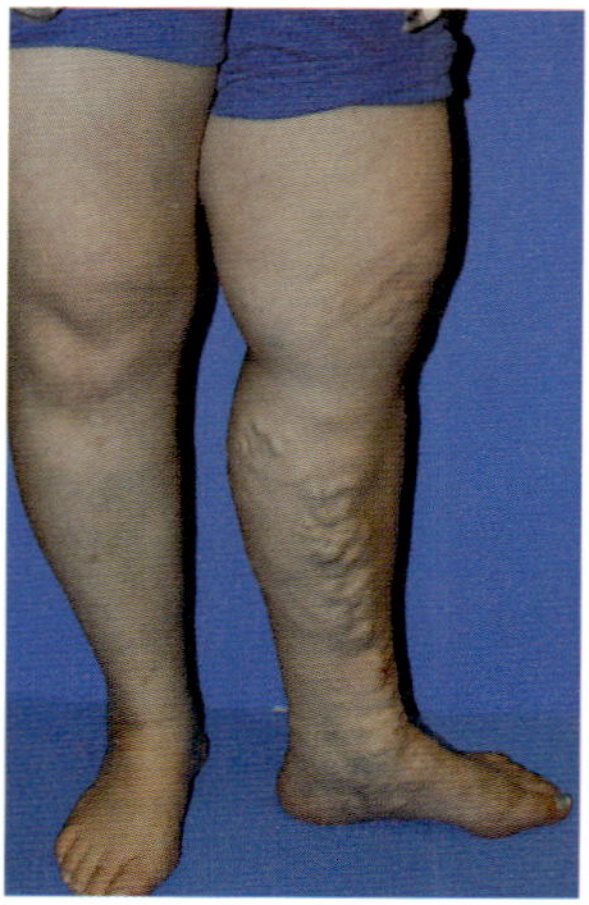

また、超音波検査を行う際、一般的には部屋の電気を消して行いますが、座位でも緊張によって顔面蒼白になる患者さんがときどき見られます。部屋が薄暗いと患者さんの顔色が悪いことに気づきにくいため、当院では部屋の明かりはつけたままの状態で検査を行っています。

座った状態で検査を行うと、患者さんからも検査画面が見えるため、その場で検査結果を説明することができます。

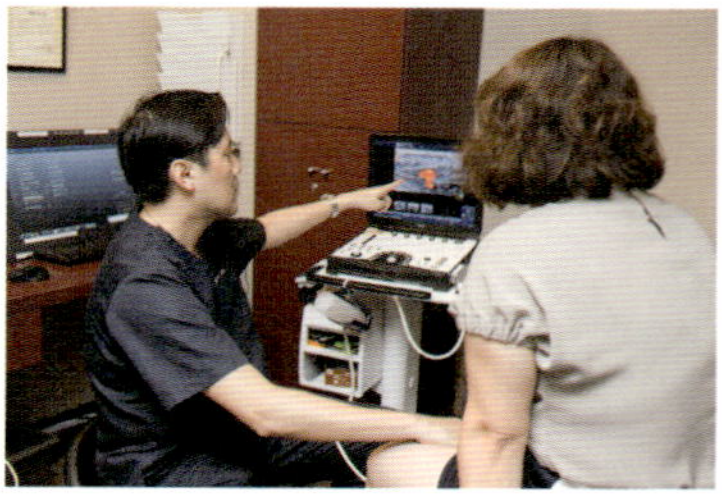

超音波検査で何がわかるか？

・静脈の走行異常

まずは静脈瘤が発生しやすい大伏在静脈・小伏在静脈・副伏在静脈の走行を確認します。くねくね曲がりくねっていないか、解剖学的におかしな場所を走行していないかなどがわかります。

・静脈の太さ

次に、静脈の太さを確認します。**伏在静脈の太さは通常三ミリ以下**です。それ以上の場合は、血液の流れが停滞している可能性があります。

・静脈逆流の有無

最も重要な観察ポイントは、**静脈の逆流の有無**を確認することです。静脈の逆流を確認する方法は二種類あります。

〈カラードプラモード〉

カラードプラモードは、血液の流れる向きを色で表します。心臓に向かって上向きに流れる血液は青色で表示され、**反対に逆流があれば赤色で表示**されます（図表7-3）。

まず、探触子を患者さんの足に当てて、画面に静脈を映し出します。その状態のまま、患者さん

図表7-3　カラードプラモード

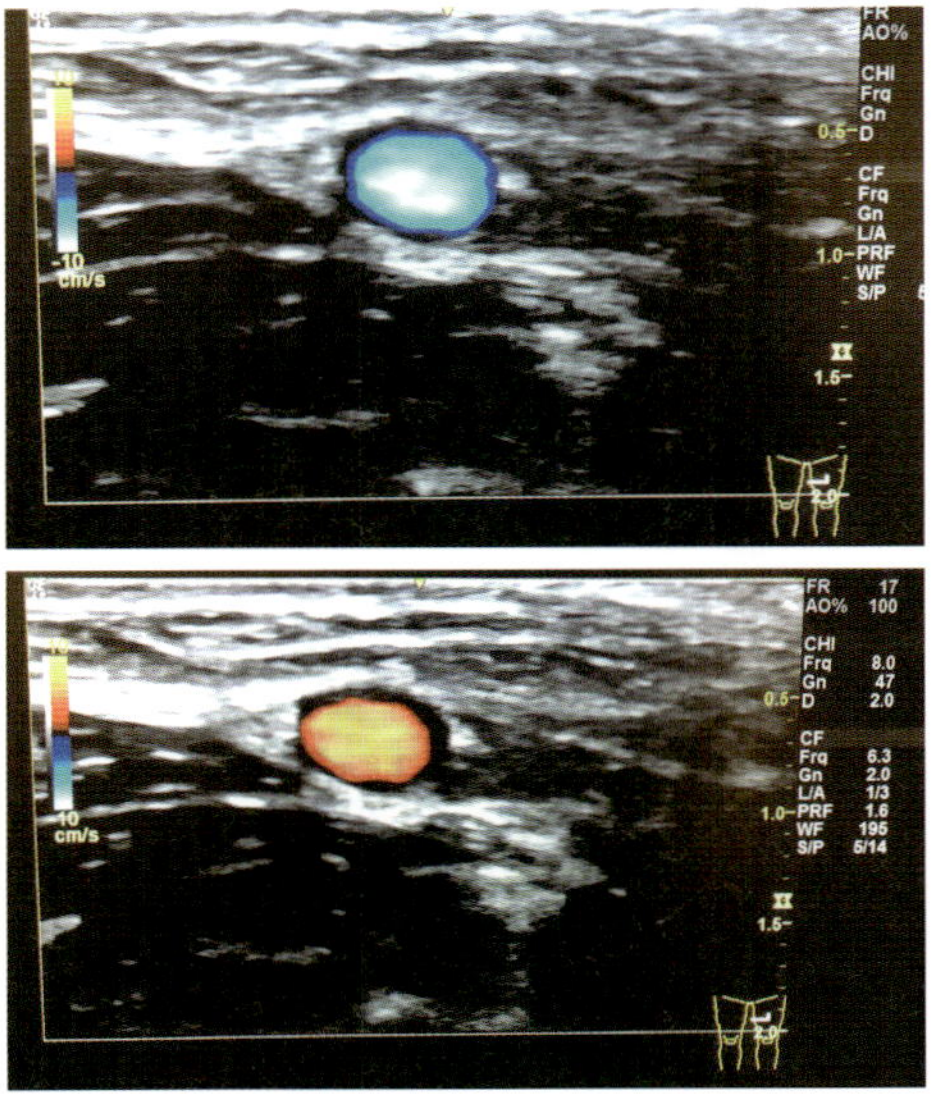

の足をムギューと揉みます。すると、血液が心臓に向かって押し上げられるので、画面では静脈が青く表示されます。

次に、患者さんの足を揉んだ手をパッと放します。静脈弁が正常に閉じれば血液が逆流することはありませんので、青色の血流が消失します。しかし、静脈の弁が閉じない場合は血液の逆流が生じるため、赤く表示されます。

〈パルスドプラモード〉

パルスドプラモードは、血液の逆流の有無と、逆流が続く時間を確認するために行います（図表7-4）。通常は青の矢印部分だけが画面に表示されますが、逆流があると赤の矢印部分のような波形が表示されます。

● 静脈瘤の走行

静脈瘤の発生箇所を確認することは、治療方法を検討する際、特に静脈瘤切除や硬化療法を検討する際に大切な情報となります。

● 深部静脈血栓の有無

下肢静脈瘤には、一次性と二次性の二種類があります。

一**次性静脈瘤とは、体の表面を走る表在静脈に生じる静脈瘤**で、生まれつき表在静脈の弁がない、あるいは立ち仕事や妊娠など後天的な原因により表在静脈の弁が閉じなくなり血液が逆流するこ

● 図表7-4　パルスドプラモード

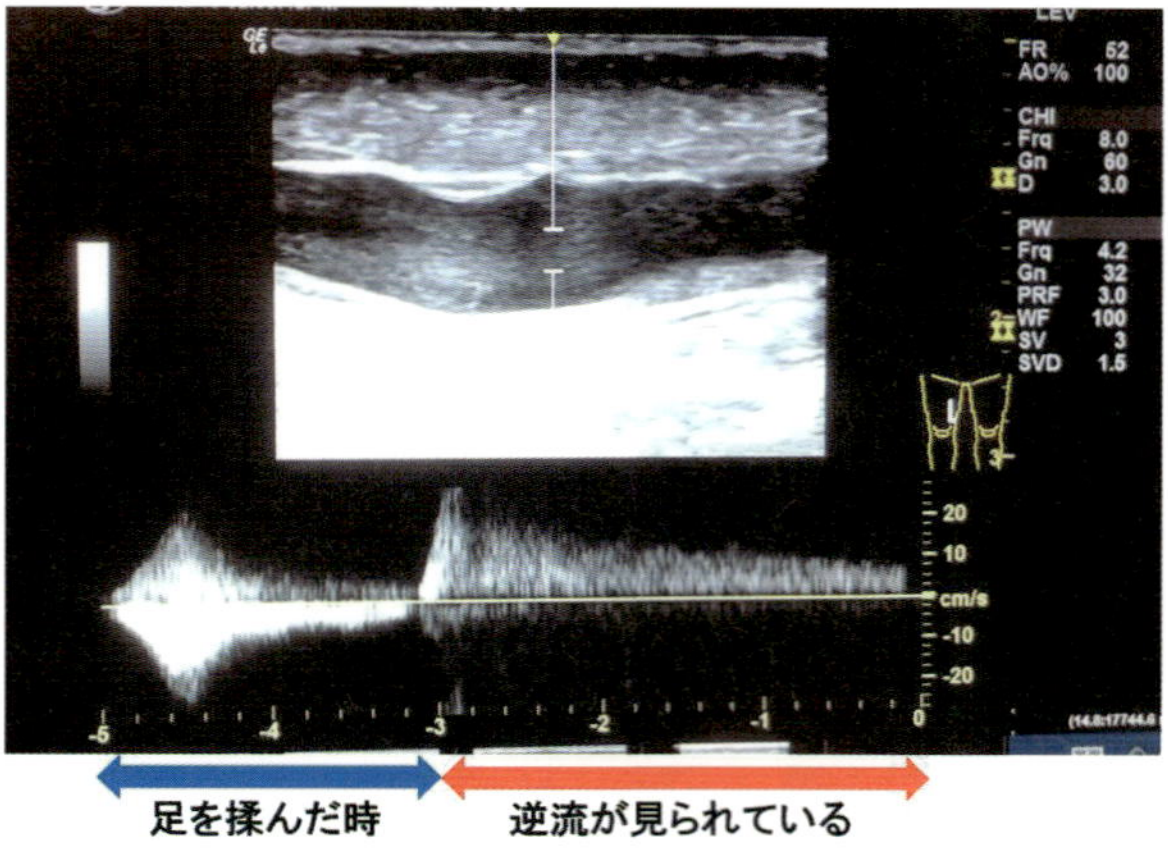

とで発生した静脈瘤です。

二次性静脈瘤とは、深部静脈の血流が悪くなり、血液が心臓へ帰るために必要な迂回路として発生した静脈瘤です。深部静脈血栓症（エコノミークラス症候群）や骨盤内にできた腫瘍などが原因です。この場合、手術により静脈瘤を閉塞してしまうと、血液が心臓に帰る道がなくなってしまうため、手術を行うことができません。したがって、**二次性静脈瘤に対しては弾性ストッキングによる圧迫療法**（後述）を行います。二次性静脈瘤は根治がむずかしいため、永続的に圧迫療法を続けなければなりません。

このように、静脈瘤が一次性か二次性かを確認することはとても重要ですので、足の静脈に血栓ができた経験のある方は、必ず医師に伝えましょう。

【出典】
※杉山悟「即戦力　下肢静脈瘤診療実践ガイド」診断と治療社

コラム

下肢静脈瘤の歴史　「抜く→焼く→接着する」

下肢静脈瘤という病気は、最近テレビや雑誌でよく取り上げられるようになりました。なんだか最近流行りだした病気のような気がしてきますが、実は紀元前からすでに治療が行われていて、大変歴史の古い病気なのです。

実際に、紀元前四百年頃の古代ギリシャの石像には、足に静脈瘤が彫られているものがあります。同じく紀元前の有名な医師ヒポクラテスは、静脈の病気には足の圧迫が大事だと言って、静脈性の皮膚潰瘍の治療にスポンジと包帯による圧迫の重要性を説いています。ほかにも、熱した鉄器を静脈の中に挿入して焼く治療や静脈瘤の切除術が行われていたという記録が残っています。二千年以上も前からすでに現代と同じ治療が行われていたなんて、とてもびっくりです。

圧迫療法になくてはならない弾性ストッキングは、革製の帯を足に巻いたものがはじまりです。その後、タイヤメーカーのグッドイヤー社の合成ゴムが用いられたことがきっかけとなって、弾力と伸縮性のある素材が使われるようになりました。現在は様々な繊維やストッキングの編み方が開発され、多くのメーカーが弾性ストッキングを製造しています。

最近まで下肢静脈瘤手術の主流だった**ストリッピング手術**は、一九〇七年にTrendelenburgによって発表されました。その後、ヨーロッパを中心に硬化療法が行われるようになり、日本でも一九九〇年に入ってから硬化療法と高位結紮術を組み合わせた日帰り手術が一時的に流行しました。ところが、高位結紮術は再発率が高いことや、硬化療法はクモの巣状静脈瘤や網目状静脈瘤など比較的細い静脈でなければ効果的でないことがわかり、ストリッピング手術の治療効果の高さが改めて見直されました。長きにわたり、ストリッピング手術は下半身麻酔（腰椎麻酔）で行われており、手術翌日まで患者さんは歩行することができないため、入院が必要でした。二〇〇〇年以降、局所麻酔を薄めて大量に注射する「大量膨潤局所麻酔」が登場したことで、ストリッピング手術も局所麻酔で行うことができるようになり、日帰りで手術を受けることが可能になりました。

二〇〇二年から国内で**血管内焼灼術**が行われるようになりましたが、その頃はまだ保険診療として認可されておらず、一部の医療機関で自由診療（保険が適用されない診療）として行われていました。二〇一一年に九八〇nmレーザーカテーテルによる血管内焼灼術が健康保険で治療できるようになり、治療件数が年々増加するようになりました。

次世代の治療法として、欧米では**生体接着剤を用いた治療**が始まっています。**「抜く」→「焼く」という流れから、「接着」**に進んできています。日本で保険診療になる日もそう遠くないかもしれません。

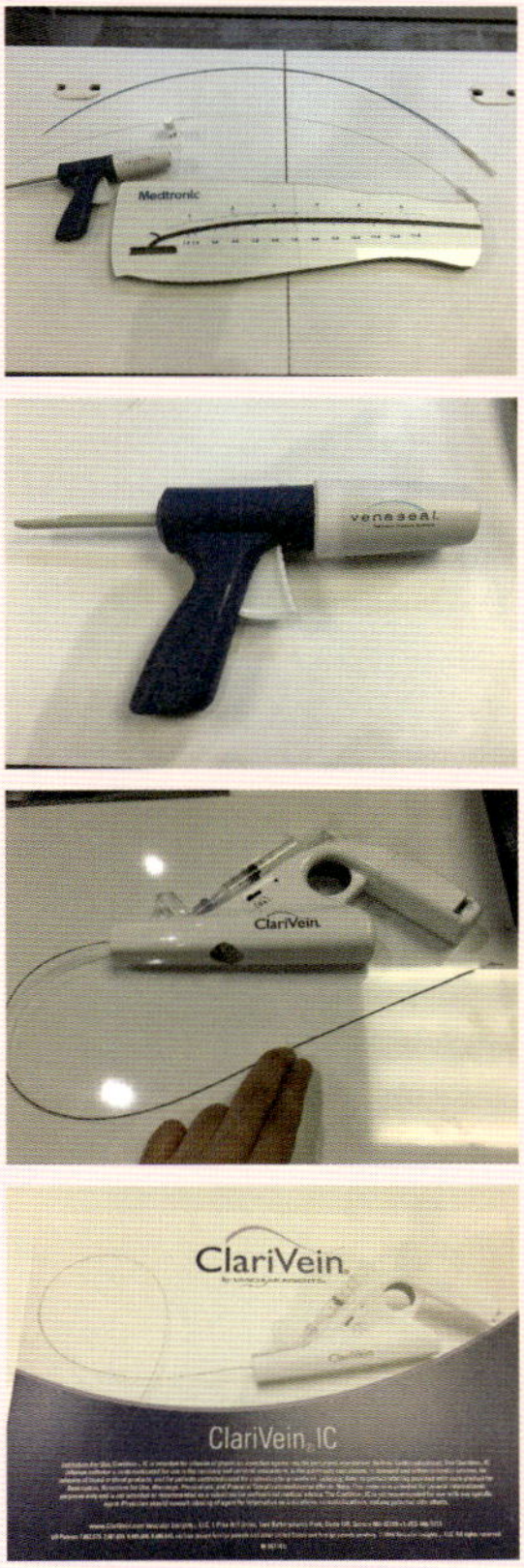

▲接着に使用する機器

8 足の血管がボコボコ浮き出たらヤバイ？　～下肢静脈瘤にまつわる都市伝説～

下肢静脈瘤はテレビなどメディアでたくさん取り上げられるようになり、この病気の名前を知っているという方はだいぶ増えたと感じます。しかし、下肢静脈瘤のことを正確に理解しているかというと、必ずしもそうではありません。下肢静脈瘤は多くの方に誤解されていると感じることがいくつかあります。それは患者さんだけではなく、医療従事者に対しても同様に感じます。

今回は下肢静脈瘤に関する誤解を三つ取り上げてみたいと思います。

●下肢静脈瘤に関する都市伝説その1　「足にボコボコ浮き出た血管が悪さをしている」

クリニックを訪れる患者さんの多くは、足に静脈瘤が見られます。お話をうかがっていると、多くの方はボコボコと浮き出た血管が足のだるさやむくみなどの原因と考えていらっしゃるようです。「下肢静脈瘤」＝「足の静脈がボコボコした状態」なので、この目立つ血管が病気の主役と考えても仕方がないと思います。

しかし、静脈瘤は静脈の弁がダメになり、血液の逆流が起きるようになった結果、できてしまったものです。つまり、**原因は静脈の逆流で、結果が静脈瘤**です。原因である静脈の逆流は、外見からは決してわかりません。超音波検査を行いながらこのような説明をすると、みなさんびっくりされます。

ボコボコ目立った静脈瘤は、足のだるさやむくみ、こむら返りなどと同様に、静脈の逆流が原因で出てきた症状の一つにすぎないのです。したがって、手術で静脈瘤だけをきれいにしても、足の症状は改善しませんし、原因である**静脈の逆流に対する治療を行わなければ、静脈瘤はいずれ再発**してしまいます。ですから、見た目の派手さに惑わされずに、隠れた病気の原因を確認して対処することが大切です。

静脈の逆流は、外からは見ることはできませんが、超音波検査を行えば確認することができます。

● 下肢静脈瘤に関する都市伝説その2 「足が腐って切断!?」

「テレビで『下肢静脈瘤で足を切断』と言っていたので、怖くなって来た」とおっしゃる患者さんにしばしばお目にかかります。

結論から申し上げますと、**下肢静脈瘤で足が腐って切断することはありません！**

足の動脈が血行障害を起こした場合は、足の指先から壊死が生じ、最悪の場合は切断となることがあります。しかし、下肢静脈瘤で足が腐ることはありませんし、ましてや切断に至ることなど決してありません！

おそらくテレビでご覧になったのは、静脈瘤が進行した場合にみられる「うっ滞性皮膚炎」についての話だと思います。視聴者にインパクトを与えるための演出に惑わされないようにしましょう。

下肢静脈瘤の患者さんで、湿疹・かゆみ・色素沈着など、静脈うっ滞による皮膚症状があると、ケガや皮膚のかきこわし等をきっかけに、皮膚潰瘍が生じることがあります。圧迫療法やレーザー・高周波による血管内治療を行うことで静脈のうっ滞を改善し、皮膚潰瘍を治療することができます。

● 下肢静脈瘤に関する都市伝説その3 「下肢静脈瘤があると、血栓ができて肺に飛ぶ」

これも患者さんからよくうかがうお話です。

肺に飛ぶ血栓とは「肺塞栓症」といいます。原因となる血栓は「深部静脈血栓症」と呼ばれます。「エコノミークラス（ロングフライト）症候群」という言葉を耳にしたことがあるかもしれません。

足の筋肉の間を走る「深部静脈」という血管に血栓ができる病気で、血栓が小さい場合は無症状のこともありますが、大きな血栓が血液の流れに乗って肺に流れ込むと、突然の胸の痛みや呼吸困難が起こり、ときには死に至ることもあります。

血栓ができる要因は三つあります。

①**血液組成**　脱水状態やがんなどの病気により血液が固まりやすい状態になる
②**血管壁の状態**　外傷などで血管が傷つく
③**血流の状態**　寝たきりや長時間同じ姿勢でいることで血の流れが滞る

これらの要因のうち、一個だけで血栓が発生することはまれで、二個以上の要因が重なった場合に血栓が生じる可能性が高くなります（絶対になるわけではありませんよ！）。

ここで、下肢静脈瘤と深部静脈血栓症の違いについて説明します。下肢静脈瘤は「表在静脈」が「逆流」することで発生する病気です。これに対して、深部静脈血栓症は「深部静脈」が血栓によって「閉塞」してしまう病気です（図表8-1）。

下肢静脈瘤があるからといって、必ずしも深部静脈血栓症のリスクになるわけではありませんので、ご安心ください。

●図表8-1　静脈の流れ

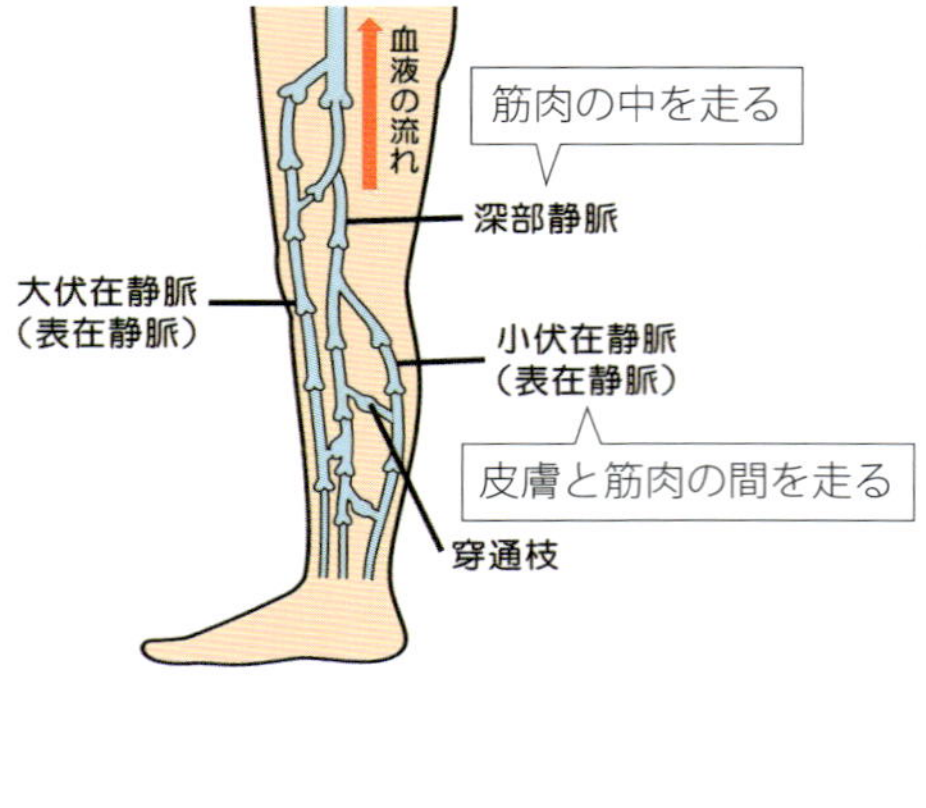

9 下肢静脈瘤の進行度《症状は6段階で重症化》

治療が必要なケース

下肢静脈瘤の治療が必要となるのは、次の三つのケースです。

①見た目が気になる
②自覚症状に困っている
③うっ滞性皮膚炎がある

下肢静脈瘤の進行度

下肢静脈瘤には、CEAP分類という病気の進行度分類があり、病状の進み具合を六段階に分けています（図表9-1）。

●図表9-1　CEAP分類（6段階）

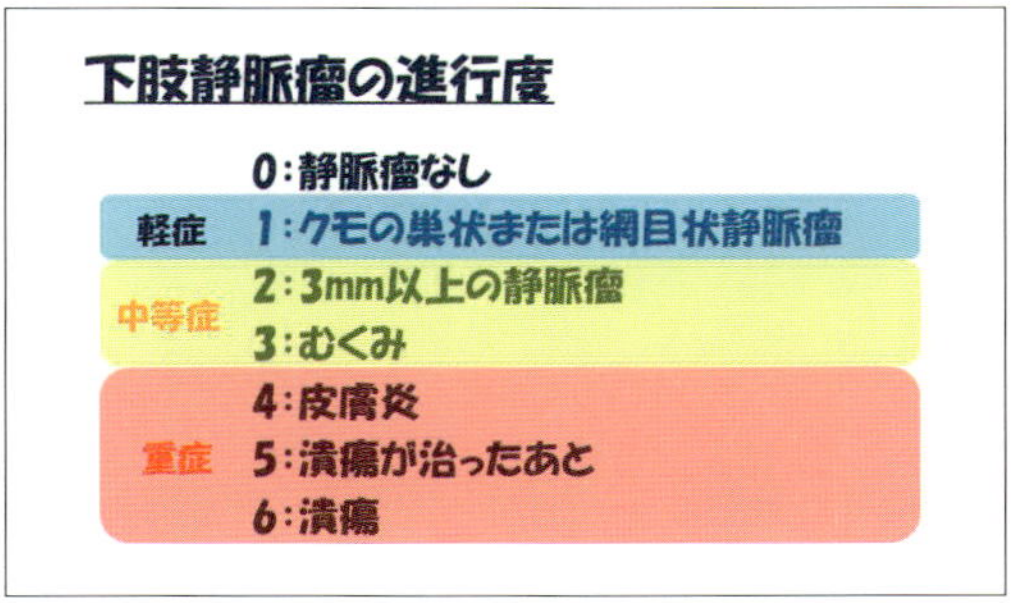

	0：静脈瘤なし
軽症	1：クモの巣状または網目状静脈瘤
中等症	2：3mm以上の静脈瘤
	3：むくみ
重症	4：皮膚炎
	5：潰瘍が治ったあと
	6：潰瘍

●図表9-2　1段階目（クモの巣状、網目状静脈瘤）

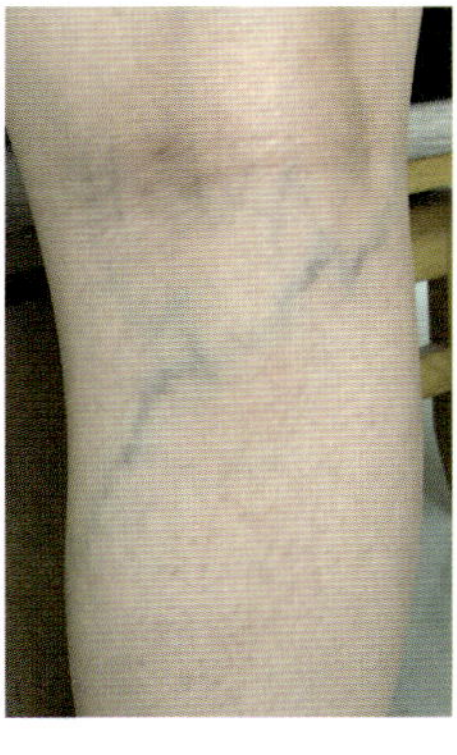

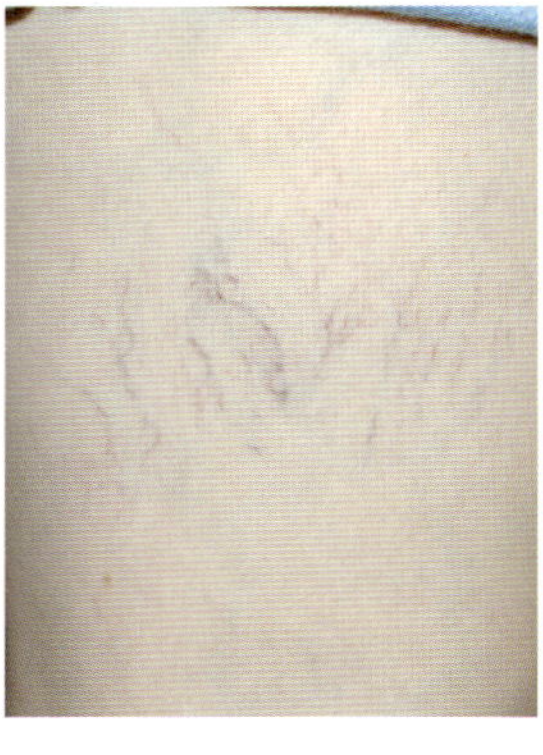

六段階に分かれているのはまるで小学生みたいなので、私はよく小学生に例えて患者さんに説明しています。

《軽症》1年生　クモの巣状静脈瘤または網目状静脈瘤（図表9-2）

クモの巣状静脈瘤または網目状静脈瘤は、ピリピリチクチクとした痛みや灼熱感を覚えることがありますが、多くは無症状です。軽症なので、見た目を気にしなければ、放置しても健康上の害があることはありません。ただし、見た目が気になる方は治療の対象になります。

〈治療方法〉

クモの巣状静脈瘤に対する治療方法は二通りあります。保険診療の対象である**硬化療法**と、自費での診療となる**皮膚レーザー照射**です。網目状静脈瘤の場合は静脈がやや太いため、皮膚レーザー照射は効果的ではなく、硬化療法が適しています。

どちらのタイプの静脈瘤も健康を害する心配はありませんので、見た目を気にしない方は治療をしなくても問題ありません。

《中等症》2年生　三ミリ以上の静脈瘤（図表9-3）3年生　足のむくみ（図表9-4）

立った状態で直径三ミリ以上の静脈瘤が二年生です。足の血管がボコボコに浮き出ており、下肢静脈瘤の典型的な状態と言えます。伏在静脈の弁が壊れて血液が逆流すると血液が渋滞するので、伏在静脈自体が太くクネクネ曲がる場合（**伏在型静脈瘤**）もあれば、血液が逆流している伏在静脈を避けて正常な静脈へと迂回すべくバイパス道路として発生してくる静脈瘤（**側枝型静脈瘤**）もあります。

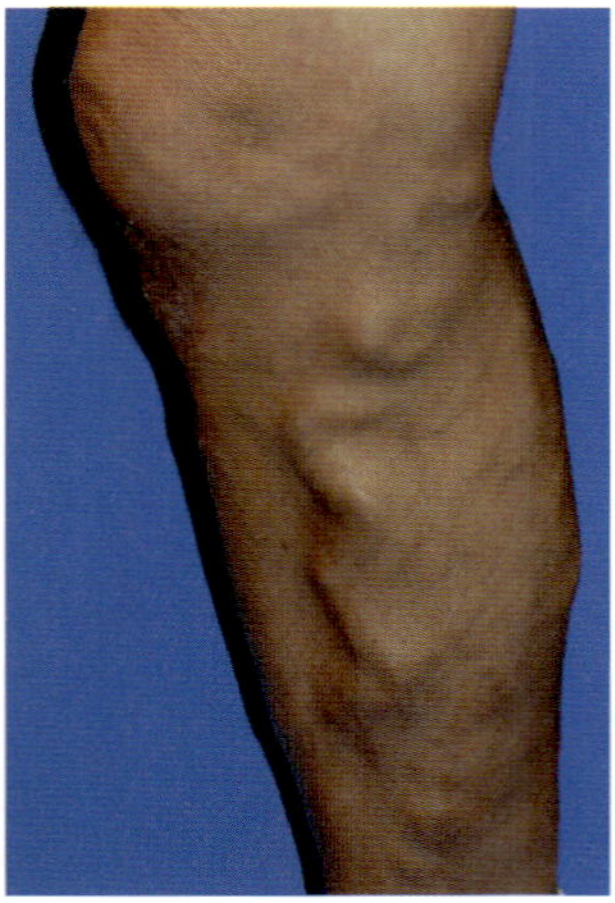

●図表9-3　2段階目
（3ミリ以上の静脈瘤）

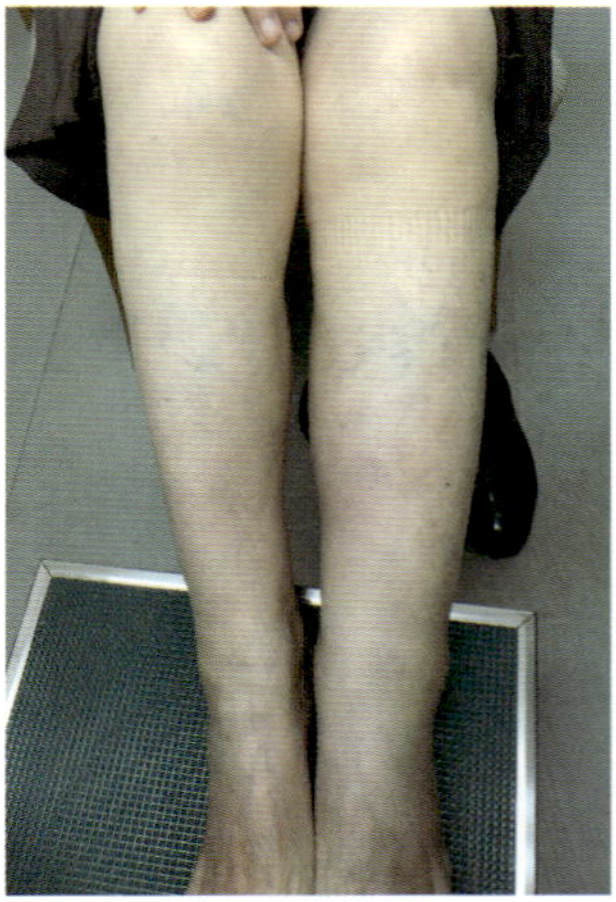

●図表9-4　3段階目
（足のむくみ）

静脈瘤の発生から発達には年単位の時間がかかりますので、静脈弁が故障して血液が逆流し始めたばかりの人は、足がだるい割に見た目は正常というケースも見られます。

中等症になって、**足のむくみだけでなく、重さ、だるさ、ほてり、こむら返りなどの症状も出てきたら、三年生の段階**です。中等症では治療によって症状の改善が見込めますので、症状がつらいと感じるのであれば、治療を受けるとよいでしょう。自覚症状が軽度であまり気にしていないという方は経過観察も可能です。ただし、下肢静脈瘤は自然に治る病気ではないので、将来的に少しずつ症状が進んでいくことを頭に入れておく必要があります。

〈治療方法〉

弾性ストッキングによる**圧迫療法**は、手軽に始められる下肢静脈瘤の治療法です。足の筋肉のポンプ作用を助け、足に溜まっている血液を絞り上げてくれるので、速やかな自覚症状の改善が図れます。ただし、弾性ストッキングは根本的な治療方法ではなく、ダメになった静脈弁を治すわけではありません。下肢静脈瘤を根本的な原因から治したいとお考えの方は、カテーテルによる**血管内焼灼術**や**ストリッピング手術**が適しています。

《重症》4年生　うっ滞性皮膚炎（図表9-5、6）
5年生　皮膚潰瘍（図表9-7）
6年生　活動性潰瘍（図表9-8）

下肢静脈瘤や深部静脈血栓症など、足の静脈の血流が悪くなる病気（慢性静脈不全）の人は、老廃物を多く含む汚れた血液

図表9-5　4段階目の前半
（色素沈着または湿疹）

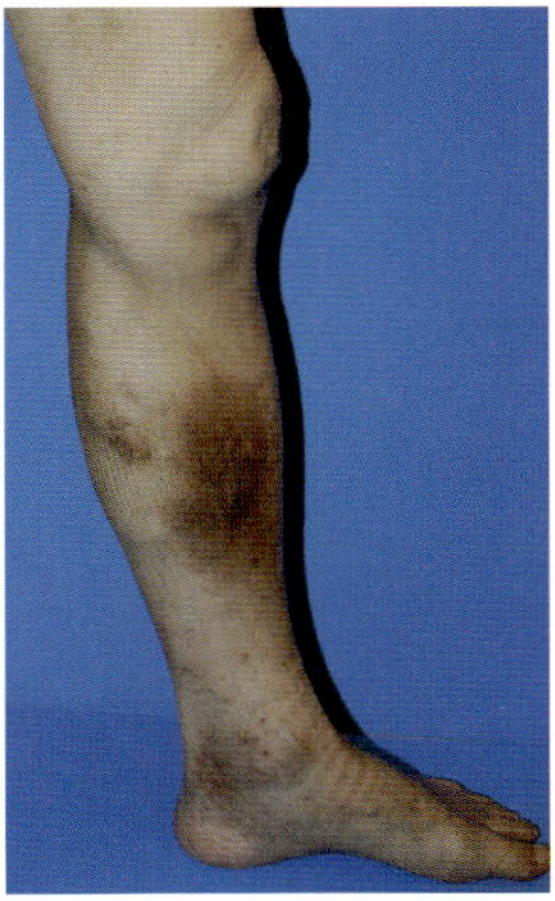

が足に溜まってしまいます。これを**静脈うっ滞**といいます。静脈うっ滞を長年にわたって放置すると、足のむくみ、湿疹・かゆみ、色素沈着など皮膚症状を生じ、進行すると皮膚が硬くなり、最終的には皮膚が潰瘍になることがあります。静脈うっ滞にともなうこれらの皮膚症状を総称して「**うっ滞性皮膚炎**」といいます。

慢性的に足の静脈がうっ血していると、皮膚を走る毛細血管にもうっ血が生じ、真皮層の毛細血管から微小な出血をきたします。すると、出血を生じた部位には血液成分のヘモジデリンが沈着し、皮膚が褐色に変色します。

老廃物だらけの汚い血液が足に溜まっているため、足の皮膚は血液循環が悪くなります。**皮膚の角化細胞がダメージ**を受け、皮膚がカサカサになり、外敵から身を守るための皮膚のバリア機能が壊されるので外からの刺激に対して湿疹・かゆみを生じやすくなります。皮膚がかゆいと掻きむしってしまいますが、皮膚の掻きこわしはなかなか治らず、ときには傷口が広がって潰瘍になることもありますので注意が必要です。

皮膚脂肪硬化と呼ばれる状態になると、皮膚に痛みを感じ

●図表9-6　4段階目の後半
（皮膚脂肪硬化または白色萎縮）

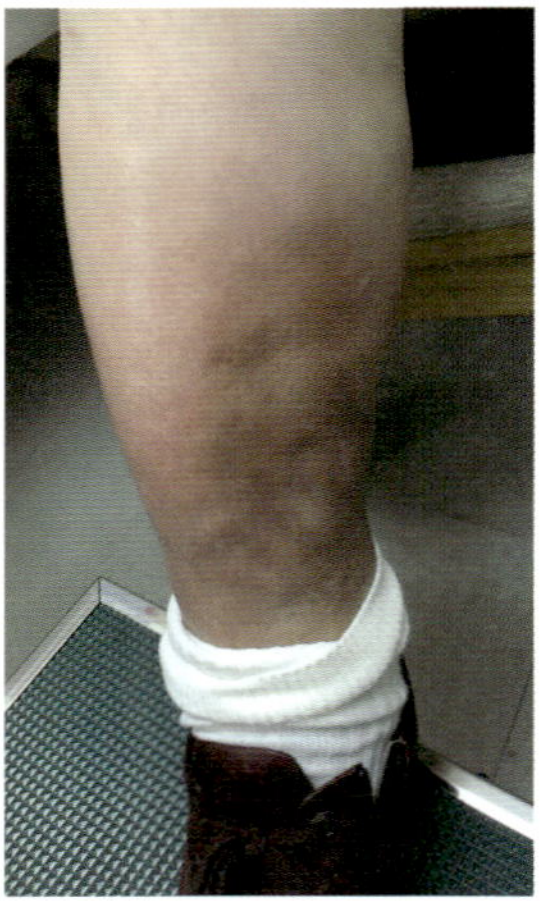

●図表9-7　5段階目
（皮膚潰瘍）

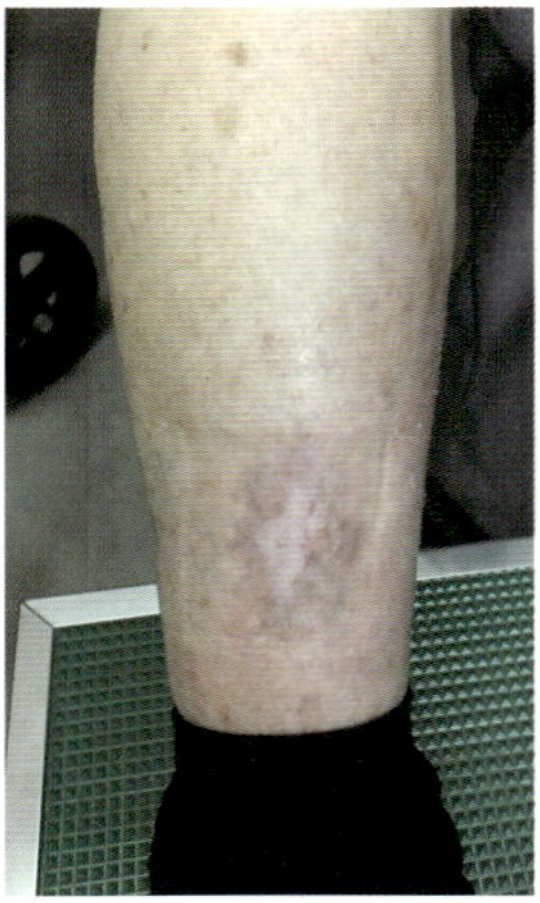

●図表9-8　6段階目
（活動性潰瘍）

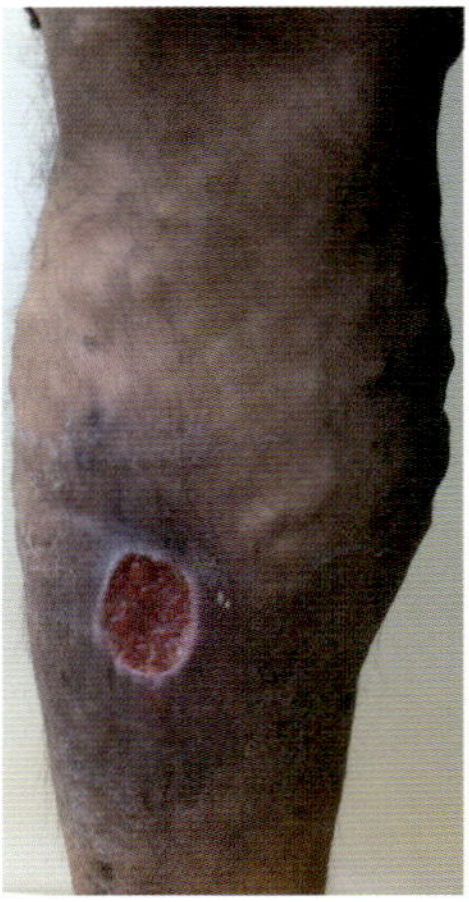

るようになります。これらのうっ滞性皮膚炎の症状が現れた場合は、速やかな治療が必要です。

〈治療方法〉

超音波検査で静脈の逆流を認めた場合、湿疹やかゆみに対して、塗り薬だけでは原因に対処することができませんので、**カテーテルによる血管内焼灼術**や**ストリッピング手術**を行う必要があります。

また、皮膚の掻きこわしや打撲などによる傷が悪化して皮膚潰瘍になった場合、まずは速やかに**圧迫療法**を開始します。具体的には、潰瘍部分に厚めのガーゼなどを当てて、その上から**弾性包帯または弾性ストッキングで足を圧迫**します。

超音波検査を行って静脈に逆流が見られれば、積極的に**血管内焼灼術**または**ストリッピング手術**を行います。

●図表9-9　皮膚潰瘍
（上は治療前，下は治療後）

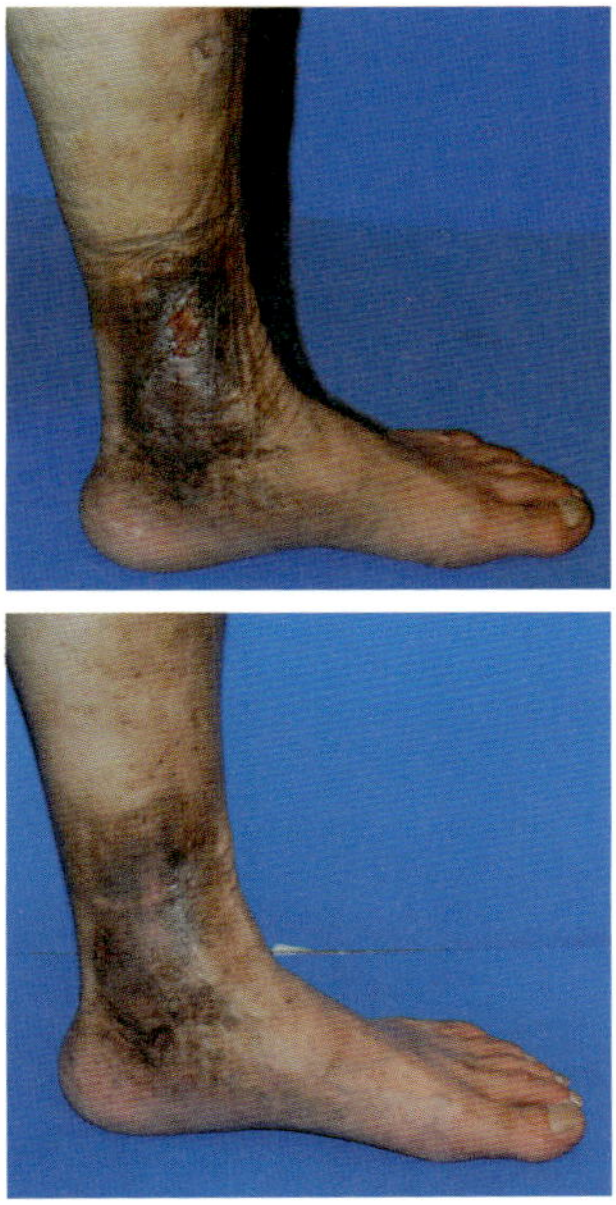

●図表9-10　処置後の圧迫の様子
（潰瘍部分にたたんだガーゼを当て、その上から弾性ストッキングを穿いたところ）

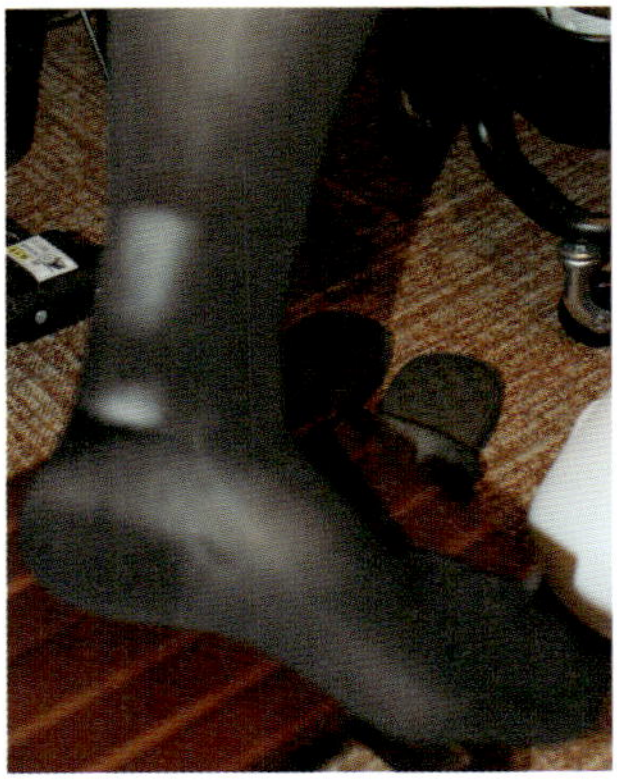

10 下肢静脈瘤の治療法

治療の選択肢

下肢静脈瘤の治療には、以下のようなものがあります。

①硬化療法
②血管内焼灼術
（レーザー治療・高周波治療）
③ストリッピング手術
④圧迫療法
（弾性ストッキング）

見た目に対する治療法（硬化療法）

硬化療法は、**静脈瘤の中に「硬化剤」という薬を注射**し、あえて**静脈に炎症を起こすことで静脈を閉塞する治療法**（図表10-1）です。硬化剤をそのまま注射器で注入するわけではなく、「フォーム硬化療法」と言って、硬化剤を空気と混合して硬化剤を泡状にします。イメージとしては、カフェラテのミルクフォーム（泡状になったミルク）のような状態です。

●図表10-1　硬化療法

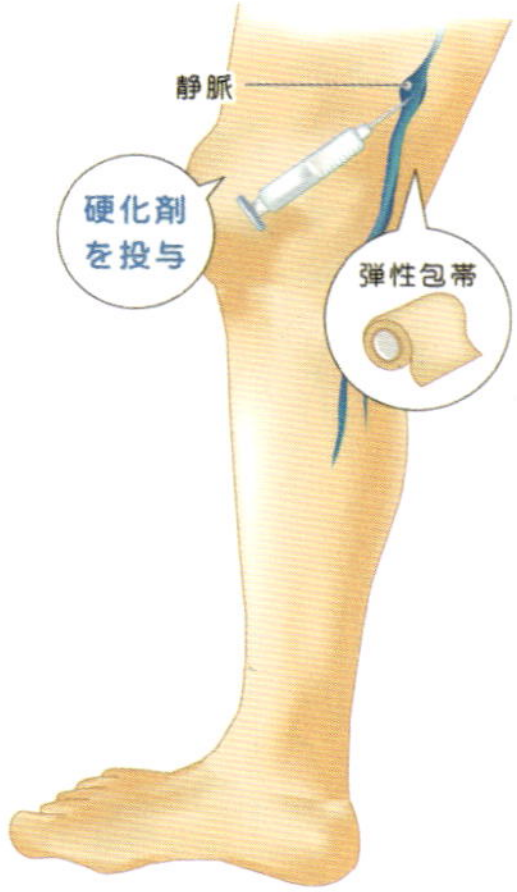

●図表10-2　硬化剤の注入

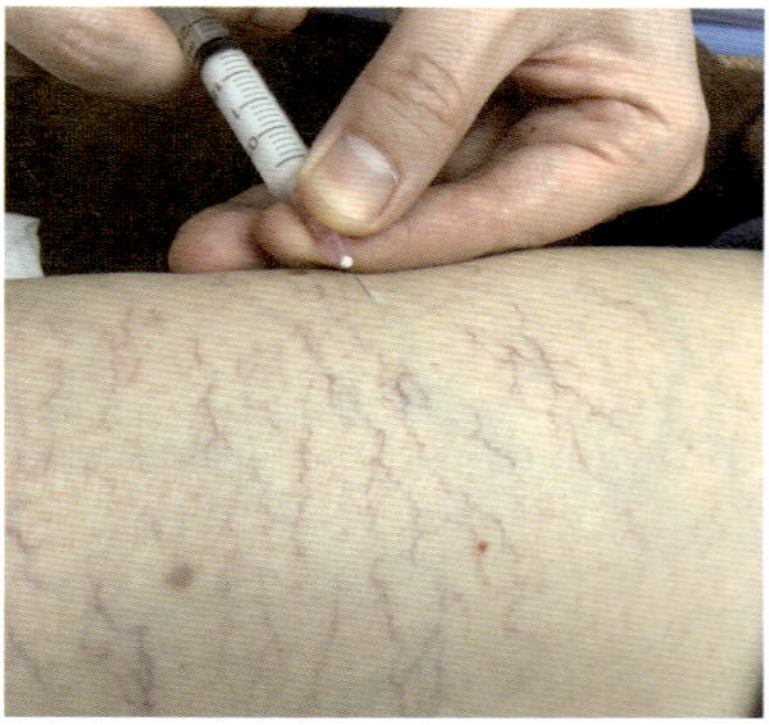

〈泡状にするメリット〉
・空気と混ぜると容積が増すので、少量の硬化剤で治療ができる
・液状の硬化剤と比べると、泡は静脈とよく絡むので効果的
・注射する箇所が少なくて済む
・血栓性静脈炎を起こしにくい

〈フォーム硬化療法が適しているケース〉
・クモの巣状静脈瘤・網目状静脈瘤
・再発した静脈瘤
・陰部静脈瘤
・あまり太くない側枝型静脈瘤
※このなかでも、症状のある再発静脈瘤と陰部静脈瘤などには特に効果があります。

〈フォーム硬化療法の具体的な手順〉
静脈瘤に細い注射針を刺して、硬化剤を注入します（図表10-2）。患部をガーゼで圧迫し、その上から弾性ストッキングを着用します。圧迫には二日間必要です。二日経過したあとは、日中だけ弾性ストッキングを着用します（夜は脱いでも構いません）。弾性ストッキングは二週間から一カ月間、着用します。

静脈瘤は、硬化剤による化学的刺激で静脈の内側が障害され炎症を起こします。炎症を起こした部分はしこりのように硬くなり、半年くらいかけて少しずつ消えていきます（図表10-3）。

●図表10-3　硬化剤の治療前後

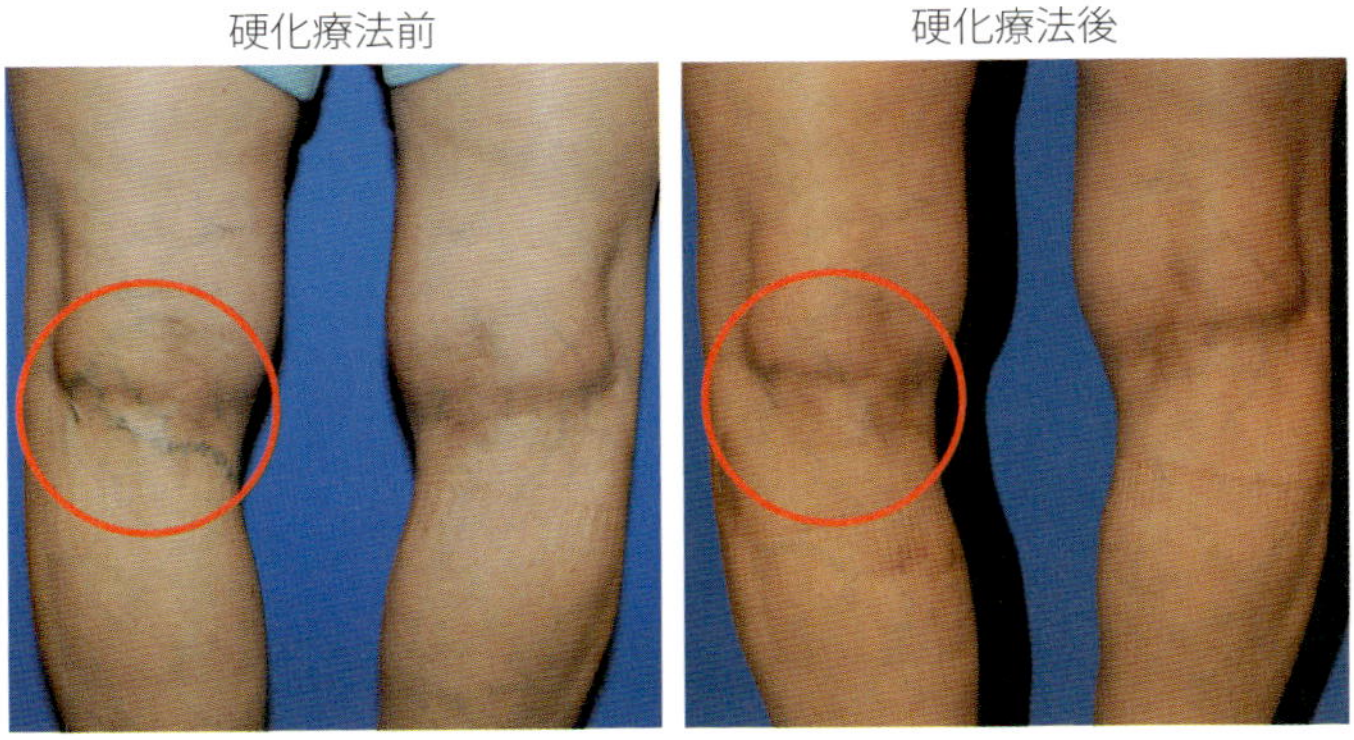

〈硬化療法の副作用〉

A．しこり・痛み

静脈瘤に血栓ができて、痛みとしこりが起こることがあります。しこりは半年くらいかけて小さくなっていきます。

B．色素沈着

硬化療法後は、静脈瘤に沿った色素沈着が生じることがあります。割合としては、三十％くらいの方に見られます。この色素沈着は薄くなるのに時間がかかり、消えるのに一年から数年程度かかることもあります。

C．一時的な神経障害

〇・一～〇・二％の頻度で、目がチカチカする、目が見えにくい、などの症状がみられることがあります。硬化剤が深部静脈から心臓に流れていき、心臓の中にある卵円孔という穴を経由して動脈に入り、脳血管に入り込むためと考えられています。しかし、これらの症状はごく短時間で改善し、後遺症が残ることはありませんので、心配ありません。

〈硬化療法ができないケース〉

血栓ができやすくなる薬を服用中の方は、硬化療法を行うことで深部静脈血栓症を生じるリスクがあるため、硬化療法が禁止されています。

①経口避妊薬（ピル）
②ステロイド
③エビスタ（骨粗しょう症の薬）
④ピル以外のホルモン剤

そのほか、以下の疾患がある、または過去にかかったことがある方も硬化療法が禁止されています。

⑤深部静脈血栓症がある、または過去に血栓症を起こしたことがある
⑥動脈性血行障害
⑦歩行困難
⑧妊娠中
⑨ベーチェット病
⑩気管支喘息

これらの条件に当てはまる方は、担当医に必ずお伝えください。

症状を治す治療

血液が逆流している静脈は、もはや体にとっては役に立ちません。そればかりか、何もしないでいると、静脈瘤の症状が徐々に進行していきます。したがって、この病気を**根本的に治療するためには、静脈で生じている血液の逆流を止める**必要があります。

どうやって逆流を止めるのでしょうか？　静脈は下水管と同じような役目を果たす血管ですが、以前は逆流してしまう下水管を撤去、つまり手術により切除していました。それがストリッピング手術です。ストリッピング手術は百年以上にわたり下肢静脈瘤の王道の手術でしたが、近年はその座を新しい治療方法に奪われた格好になっています。

では新しい治療法による、静脈の逆流を止め方について説明していきましょう。

「切らない」で静脈の逆流を止める（血管内焼灼術）

近年は下肢静脈瘤の手術方法が進歩し、新しい治療方法が主流になりました。それが**血管内焼灼術**です。安全

で体への負担が少なく、日帰り手術の主流の治療となっています。

下肢静脈瘤の治療で大切なことは、「静脈の逆流を止める」ことです。**ストリッピング手術は血液が逆流している静脈を「引き抜く」**ことで血液の逆流を止めるのに対し、**血管内焼灼術は血液が逆流している静脈を「閉塞」する**ことで逆流を止めます。

もう少し具体的に説明すると、血管内焼灼術では、血液が逆流する異常な静脈にカテーテルという細い管を挿入し、カテーテルの先端から発する熱により静脈を焼いて閉塞させます。

「静脈を焼いて閉塞させる」と言われても、いまひとつピンとこないですよね？

たんぱく質は加熱すると変性して縮みます。イカやタコを焼くと縮んで硬くなりますよね。静脈もたんぱく質でできているので、加熱すると縮んで硬くなる、というわけです。

この手術で使用する「カテーテル」とは、治療のために血管の中に挿入する直径数ミリの細い管のことです。カテーテルは注射や点滴と同じように静脈の中に挿入します。ストリッピング手術とは異なり、メスで皮膚を切開する必要がないため、手術後に傷跡が目立ちません。術後の痛みや内出血も少なく、体への負担が少ない治療法です。

現在、世界で行われている**血管内焼灼術の方法は、レーザーと高周波の二種類**があります。詳しく見ていきましょう。

レーザー治療（血管内焼灼術1）

二〇一一年に九八〇㎚レーザーカテーテル（図表10-4）が保険適用になりました。百年以上の長きにわたるストリッピング手術の歴史が終わり、新しい時代の到来を予感させました。ところが、九八〇㎚というレーザー波長は静脈周囲の組織へのダメージが強く、術後の痛みや内出血が強いことが問題とされました。二〇一四年に保険適用となった一四七〇nmレーザーカテーテルはこれらの問題を改善し、現在では高周波カテーテルとともに世界の下肢静脈瘤手術の主流となっています。

〈治療方法〉

血液が逆流する異常な静脈にカテーテルを挿入します（図表10-5）。レーザーカテーテルは、カテーテルの先端からレーザー光が出てきます（図表10-6）。レーザー光を吸収した静脈は加熱され、硬く縮んで閉塞し、血液が流れない状態になります。血液は正常な静脈を流れるようになりますので、血液の逆流がなくなります。

カテーテルによって**静脈を焼灼するのに要する時間は、およそ三〜五分**です。麻酔の方法は、歯を抜くときな

●図表10-4　レーザーカテーテル

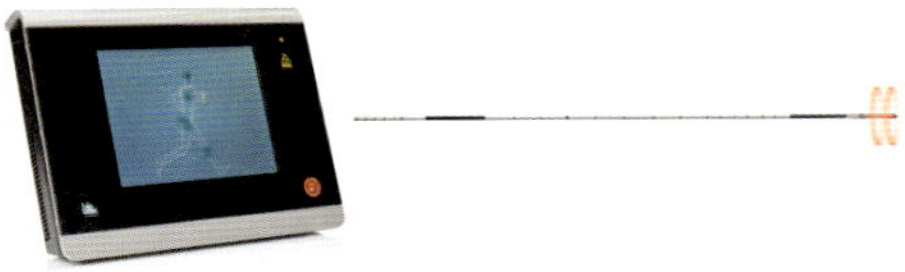

画像提供：インテグラル株式会社

●図表10-5　レーザー治療の様子

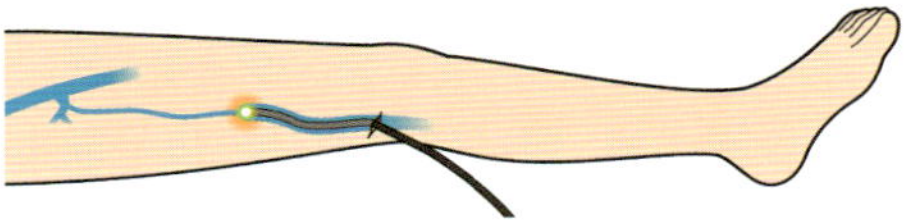

●図表10-6　レーザー光

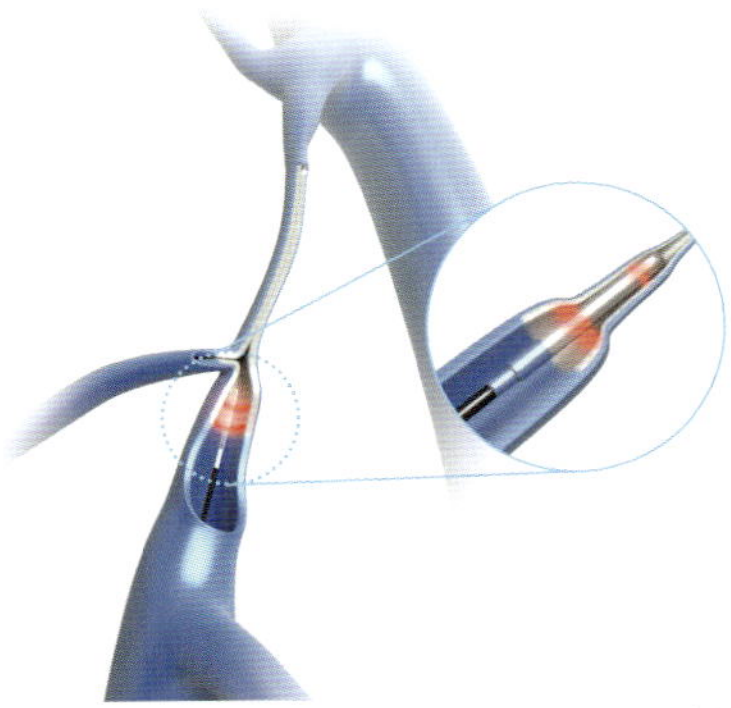

画像提供：インテグラル株式会社

どにする局所麻酔で済み、全身麻酔や腰椎麻酔（下半身麻酔）は必要としません。そのため患者さんの体への負担はとても小さく、日帰りでの治療が可能です。

高周波治療（血管内焼灼術2）

高周波カテーテルも、一四七〇nmレーザーカテーテル同様に、二〇一四年から保険適用となりました（図表10-7）。

〈治療方法〉

カテーテルの先端に巻かれた電熱線が一二〇度に熱せられ、静脈を内側からじっくりと焼きます。加熱すると静脈は縮んで硬くなり、閉塞します（図表10-8）。

静脈焼灼に要する時間も三～五分程度で済み、一四七〇nmレーザーとほとんど変わりません。

ストリッピング手術や九八〇nmレーザーは術後の痛みや内出血が比較的強かったのですが、それに比べると高周波カテーテルは一四七〇nmレーザーと同様に、静脈の周囲の組織に対するダメージが少ないことが特徴です。

レーザーと高周波の違い

一四七〇nmレーザーも高周波も、どちらもカテーテルの先端から発する高い熱エネルギーにより異常な静脈を内側から

●図表10-7　高周波カテーテル

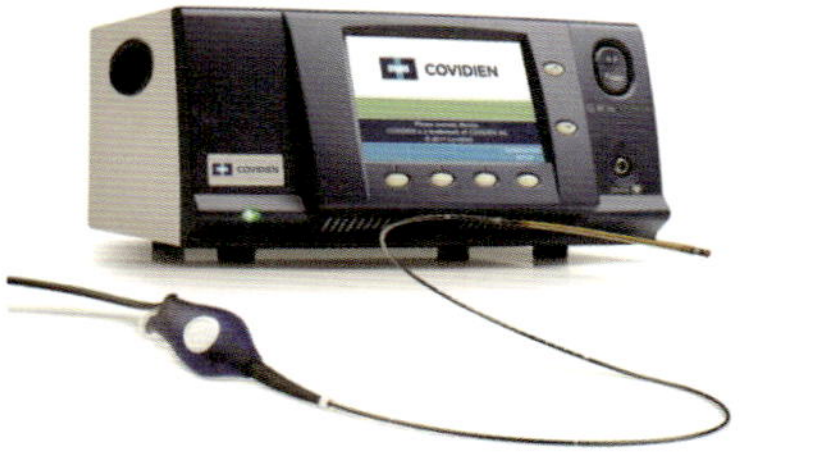

画像提供：日本コヴィディエン

●図表10-8　加熱された静脈は縮む

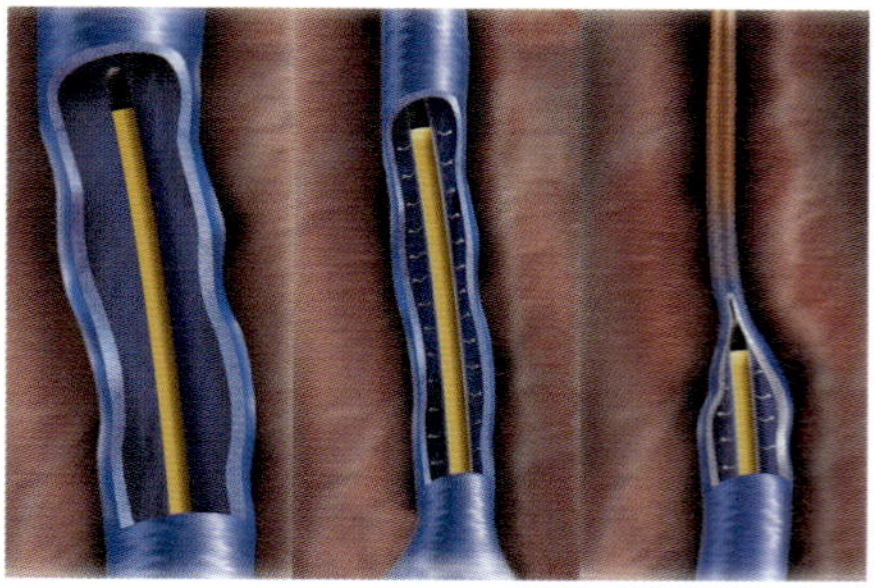

画像提供：日本コヴィディエン

焼いて閉塞させる、という仕組みは似ています。治療成績についても、閉塞率（ちゃんと静脈を焼いて閉塞できたか）・術後の痛み・合併症の発生率などを比べても、どちらも同程度の良好な成績をあげています。

ではまったく同じなのかと言うと、そうではありません。いくつかの違いがあります。

まず**一番大きな違いは、静脈の焼き方の仕組み**です。静脈は中が空洞になっているので、同じ構造のちくわに置き換えてみましょう。

高周波治療は、**熱した焼け火箸**をちくわの中に入れて内側からじっくり焼きます。これに対して、レーザー治療はシン・ゴジラのしっぽから放たれる**レーザー光線**により、ちくわが内側から焼き尽くされます（図表10-9）。

わかりにくいかもしれないので、もう少し細かく両者の違いを説明します。

●図表10-9　レーザーと高周波の違い
（上が高周波、下がレーザー）

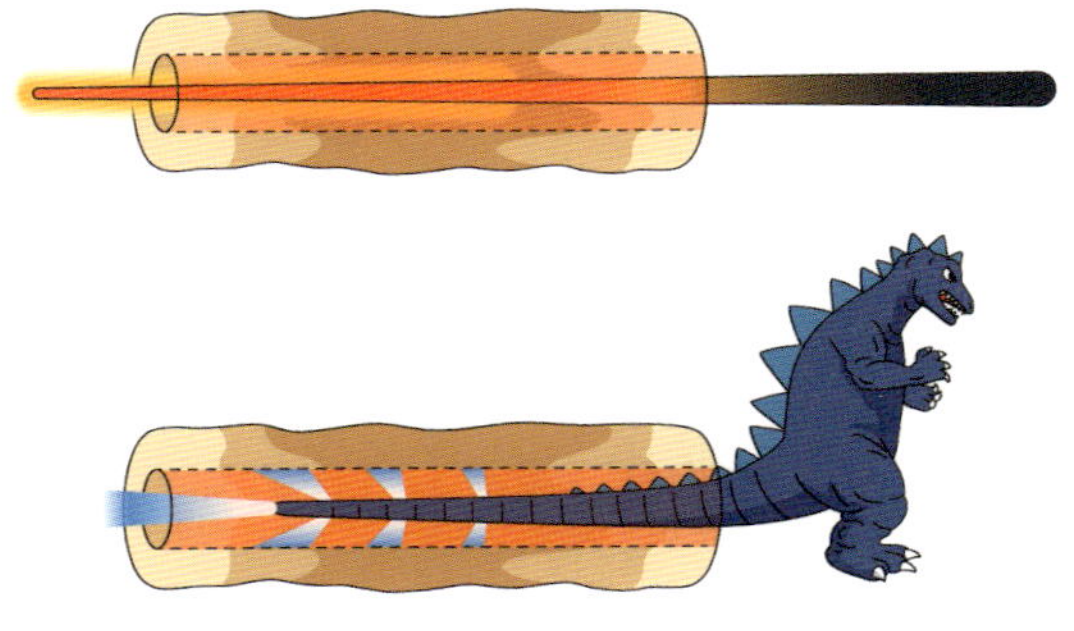

高周波は、カテーテルの先端に巻かれた長さが六・五cmのコイルを使い、「静脈を一二〇度で二十秒間焼く」というように設定が決まっています。静脈を焼くときは、焼灼開始ボタンを押して二十秒間待つと、静脈は熱したコイルに触れている部分が焼けて閉塞します。閉塞が完了したら、カテーテルのコイル部分をずらして次の部分を焼き、順次これを繰り返していきます。

これに対して一四七〇nmレーザーカテーテルは、カテーテルの先端からレーザー光線が発射されます。そのエネルギーは静脈壁を構成する水分とタンパク質に吸収され、すぐさま熱に変わります。その熱により静脈壁のたんぱく質は凝固・変性し、膠原繊維が収縮します。

焼き方の大きな違いは、**高周波カテーテルはカテーテルの位置を固定して静脈を焼く**のに対し、**レーザーの場合はカテーテルを動かしながら静脈を焼く**点です。お寿司屋さんでトロやサーモンをバーナーで炙るとき、同じ場所をずっと炙っていると焦げてしまうので、炙る場所を少しずつずらしますよね。

レーザーだと、この部分はじっくり焼いて、別の部分はあっさりめに焼く、というように個々の**静脈の形状や太さに応じて柔軟な焼き方**ができます。したがって、曲がりくねった部分や太くなった部分があるなど、変化に富んだ静脈の焼灼に向いています。

大伏在静脈が皮膚のすぐ下の浅い部分を走っている患者さんに高周波カテーテルで血管内焼灼を行うと、焼けて硬くなった静脈がコリコリとしたしこりのように触れ、色素沈着が見られることがあります（図表10-10）が、レーザーカテーテルにより静脈をあっさりめに焼くことで術後の色素沈着を抑えることができます。

図表10-10
色素沈着のない術後

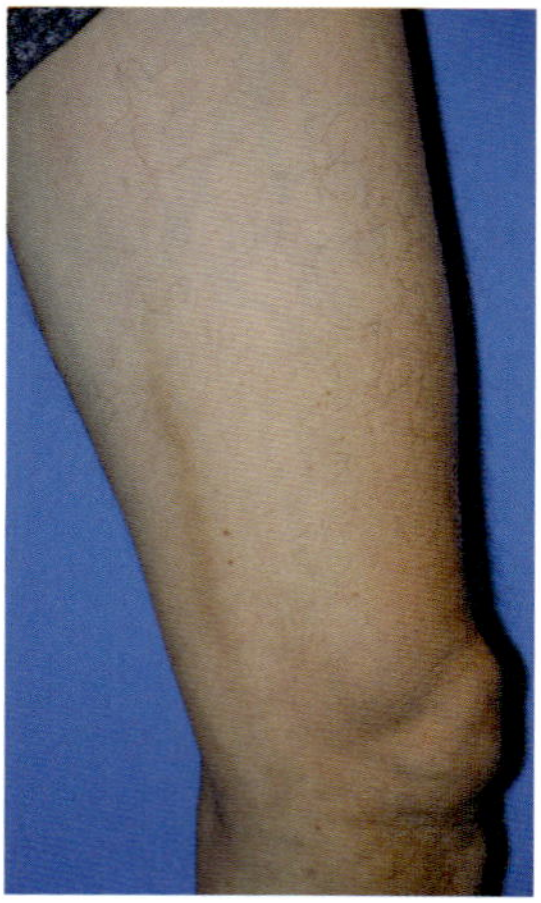

よくある質問

Q. 静脈を焼くと静脈の本数が減ってしまいますが、血液はちゃんと流れるのでしょうか?

A. 大伏在静脈と小伏在静脈を流れる血液量は、足全体を流れる血液量の一割程度しかありません。ほとんどの血液は深部静脈を流れているためです。しかし、たった一割の血液が逆流するだけでつらい症状が現れるのです。この治療によって伏在静脈の本数は減りますが、例えば社員十人の会社で一人が辞めたとしても、残りの九人が頑張れば問題ありませんよね。したがって、大勢に影響は出ません。むしろ血液の逆流という悪影響が排除されるので、良い影響の方が大きいのです。

血液を人間に見立ててみます。三十人の血液さんたちが心臓に向かって階段を上っています。ところが、三十人の一割にあたる三人の血液さんたちが逆戻りして上から降りてきました。するとどうでしょう。ご覧のように大渋滞が起きてしまいます（図表10-11）。

血液が逆流している静脈をカテーテルの熱で焼いて閉鎖すると、残るのは正常な静脈だけになります。深部静脈は丈夫で太く、足の血液の九割はここを流れます。弁が正常に働く静脈に血液が流れれば、逆流することもなくなります。血液の逆流がなくなれば足に老廃物や余分な水分も溜まらなくなり、だるさやむくみなどの症状も改善していきます。階段を逆戻りする三人の血液さんがいなくなると、階段を上っていく青い血液さんたちはスムーズに動けるようになりました。このように血液の逆流がなくなることが足の血流改善には大切なポイントなのです。

●図表10-11　1割の逆流

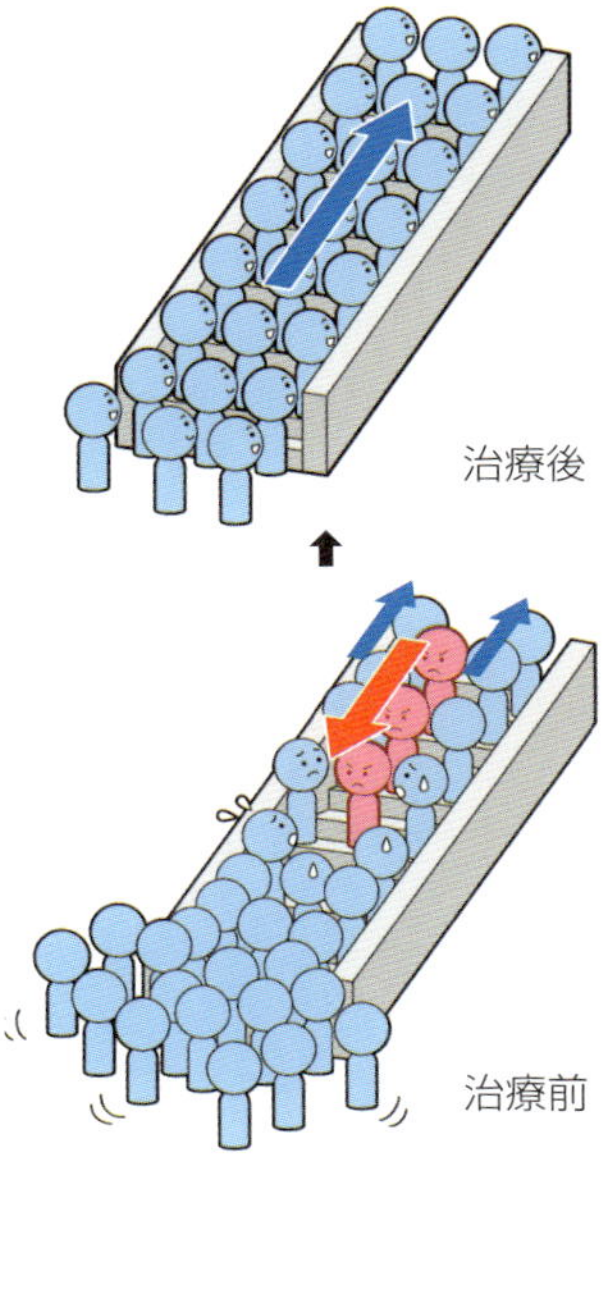

ストリッピング手術～百年以上の歴史を誇る下肢静脈瘤のスタンダード手術～

現在では、下肢静脈瘤手術の主流は血管内焼灼術に奪われるかたちとなりましたが、それまでは百年以上にわたってその座を守り続けてきた正統派の手術術式です。これは、先述したとおり、**逆流防止弁がダメになって血液が逆流している静脈を「引き抜く」ことで血液の逆流を止める手術**です。悪い静脈を直接撤去してしまうわけですから、静脈うっ滞の原因を根治するという点では確実性の高い術式です。

どのような手術か、その具体的な術式を大伏在静脈のケースで説明します。

まず、足首（または膝）の皮膚を切開し、静脈を露出します。次に、ストリッパーという特殊なワイヤーを静脈の中に挿入し、足の付け根まで入れます。足の付け根を切開して静脈からストリッパーを取り出します（図表10-12）。ストリッパーの先端に金属ヘッドをつけてストリッパーを引き抜くと、静脈が一緒に引き抜かれてきます。引き抜き方は二種類あります（図表10-13）。

●図表10-12　ストリッピング手術の様子

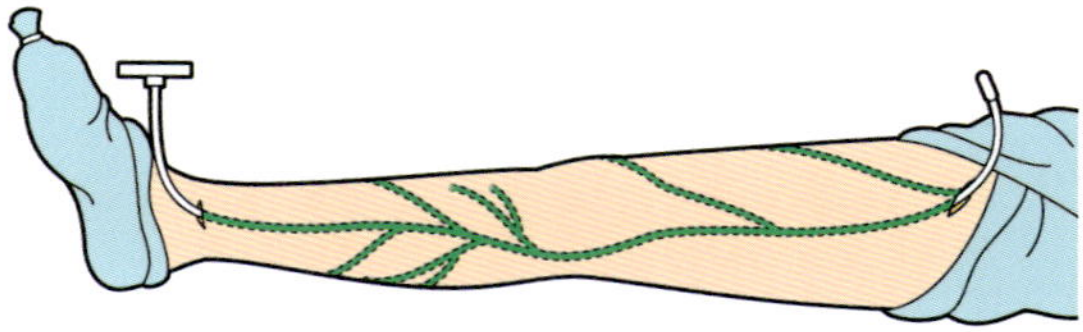

●図表10-13　血管を引き抜く方法

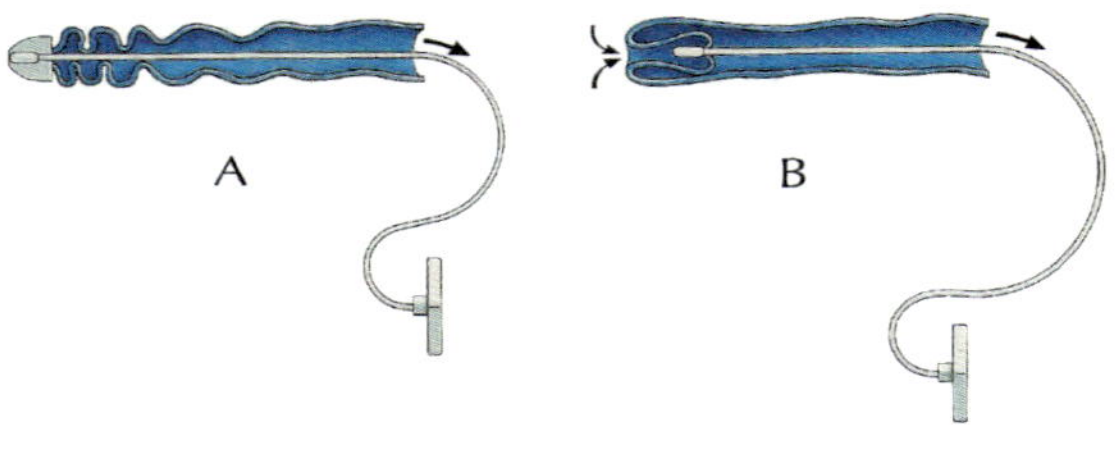

A　バブコック法

静脈が蛇腹のように折りたたまれた形で引き抜く方法です。この方法のメリットは、先端の金属部品が大きいので、確実に静脈を引っ張ってくることが可能なことです。デメリットは、静脈の周囲の組織を傷つけてしまい、術後の痛みや皮膚の感覚異常などの原因となることがある点です。

B　内翻法

ワイヤー先端につける金属ヘッドはバブコック法に比べると小さく、ストリッパーを引き抜いてくると、ワイヤーに引っ張られた静脈が内側へひっくり返るようにして引き抜かれてきます。この方法のメリットは、周囲組織を傷つける心配が少ないことです。デメリットは、静脈を引っ張っている途中で静脈がちぎれてストリッパーだけが抜けてきてしまう場合があること。熟練が必要です。

大伏在静脈には枝分かれした静脈が何本もありますが、お構いなしにブルドーザーのごとく引き抜いてきます。傍からこの手術を見ていると、ちょっと野蛮な手術に見えます。枝分かれした静脈をお構いなしに引きちぎるわけですから、内出血します。そこで、手術のあとは、弾性包帯でぐるぐる巻きにして圧迫します（図表10-14）。それでも内出血しますので、術後数日は、足のアザが痛々しい感じがします（ただしアザは二週間ほどで自然に消えていきますのでご安心ください）。

残念ながらストリッピングの時代は終焉を迎えました

静脈うっ滞の原因となる静脈の逆流を止めるという点では、血管内焼灼術もストリッピング同様に治療成績は良い手術です。治療効果が同等であれば、メスで切らなくて済む、痛みもアザも少ない、入院の必要がないので医療費も安く済むなど、あらゆる点で血管内焼灼術に軍配が上がります。結果として、残念ながら、時代の流れとともに、ストリッピング手術は血管内焼灼術に王座を奪われるかたちとなりました。

当院でもストリッピング手術の道具は揃えてありますが、現状ではどうしてもストリッピング手術を行わなければならないケースは皆無です。

図表10-14　ストリッピング手術の術後

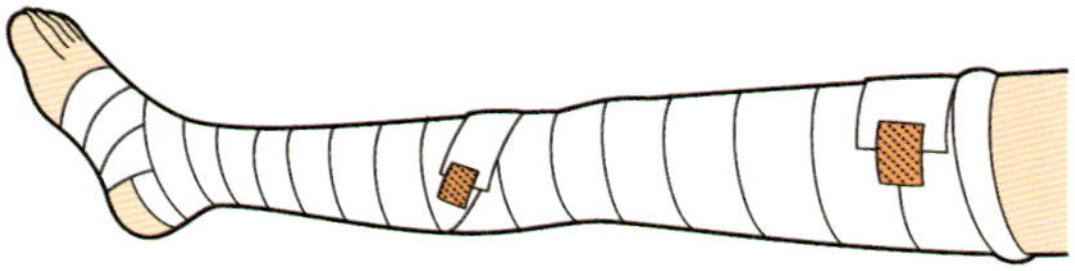

圧迫療法（弾性ストッキング）

静脈は血液を心臓に運ぶ役割を担っています。足は心臓から最も遠くにあり、人間は重力のある地球で多くの時間を立って生活しています。血液は重力に逆らって心臓に戻らなければならないため、どうしても足に血液が溜まりやすくなります。

足に溜まった静脈血を心臓まで戻すための機能は、足の筋肉（主にふくらはぎ）が静脈を圧迫して血液を押し上げる「筋ポンプ作用」と、静脈の「逆流防止弁」です。

この**「筋ポンプ作用」と「逆流防止弁」の両方を強化してくれるのが、弾性ストッキング**です。これは医療用に作られた靴下で、普通の靴下と比べると締め付けが強くなっています。足を締め付ける圧迫圧は、つま先が最も強く、上に行くにしたがって段階的に弱くなる設計になっています。そのため、血液が心臓の方に戻りやすくなり、足に血液が溜まりにくくなります。

弾性ストッキングによる圧迫療法は、軽症から重症の方まであらゆる下肢静脈瘤の患者さんが手軽に始められる治療方法です。

形状により、ハイソックスタイプ・ストッキングタイプ・パンストタイプの三種類があります。

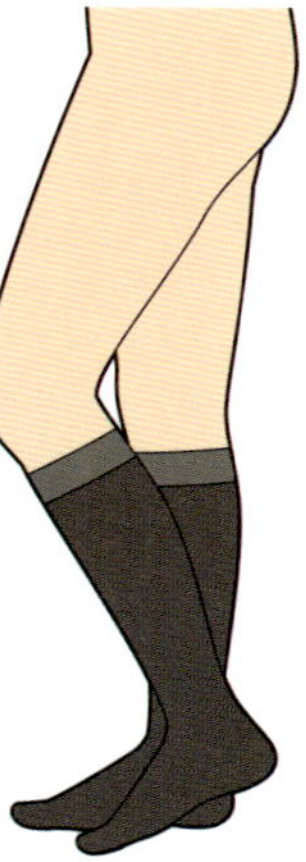

- **ハイソックスタイプ（膝下タイプ）**

長所　最も血液が溜まりやすいふくらはぎを圧迫することができる。ストッキングの丈が短いので着脱しやすい。値段は三つのタイプのストッキングのなかでは最も安い。

短所　太ももまでは圧迫することができない。

・ストッキングタイプ（膝上タイプ）

長所　太ももまで圧迫できるため、ハイソックスタイプに比べ、より多くの静脈血を心臓に戻すことができる。

短所　ストッキングが膝までずり落ちやすい。ずり落ち防止のため、太ももの部分がシリコンになっているなど工夫がなされているが、皮膚のかぶれを起こすことがある。

・パンストタイプ

長所　足全体が圧迫されるので、静脈を血流改善するのに最も効果的。

短所　ほかの二つのタイプのストッキングと比べると、肌と接する面積が最も大きいため、着脱が大変。値段も三つのタイプのなかでは最も高い。

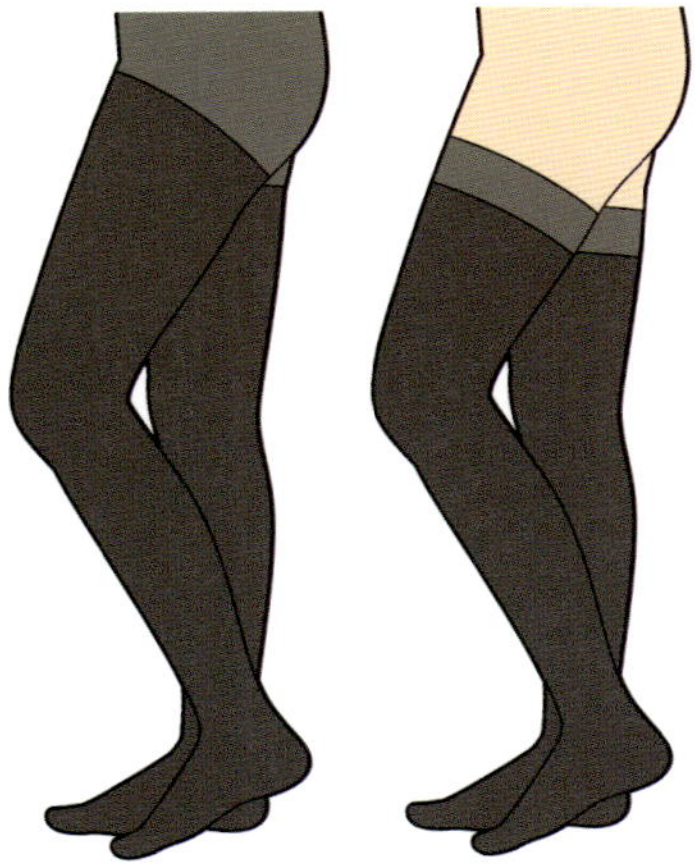

弾性ストッキングの最も重要な目的は、血液が溜まりやすいふくらはぎの筋ポンプ作用の補強ですので、**ふくらはぎが圧迫されていることがポイント**です。そこで、着脱のしやすさや価格などを考えると、**ハイソックスタイプが第一選択**となります。

足を圧迫する圧力の強さにより弱圧・中圧・強圧の三タイプがありますが、**下肢静脈瘤の予防や治療には中圧タイプが最適**です。

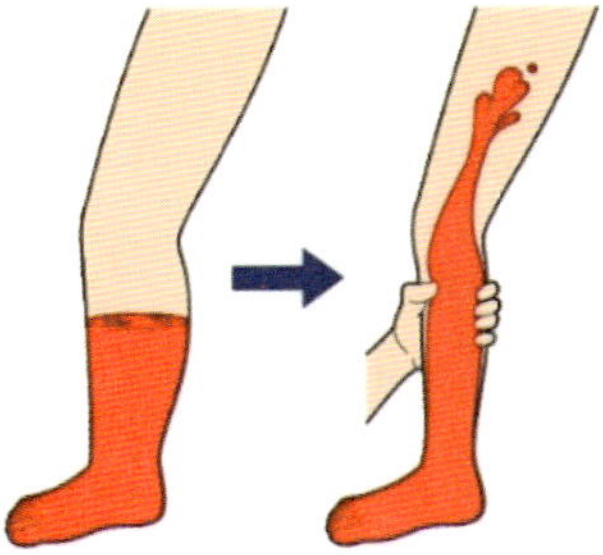

足を圧迫すると血行が悪くなるのではないかと心配される方がいらっしゃいますが、ご安心ください。弾性ス

トッキングは足首の圧迫圧が最も強く、上に行くにしたがって圧力が弱くなる構造（段階的圧迫法）になっています。ちょうど歯磨き粉やマヨネーズを押し出すように、血液を下から上に押し上げてくれるので、静脈血のうっ滞を改善してくれます。

• 弾性ストッキングの穿き方

弾性ストッキングは、普通の靴下と比べると硬くできています。そのため、靴下と同じように穿こうとすると、とても穿きにくく感じます。そこで、弾性ストッキングの穿き方のコツをお教えしましょう。

① ストッキングに手を入れてかかとをつまむ

② かかとを持ったままストッキングを裏返す

③ ストッキングの先端に足先を入れる なるべくかかとまで入れる

④ ストッキングを引き上げる

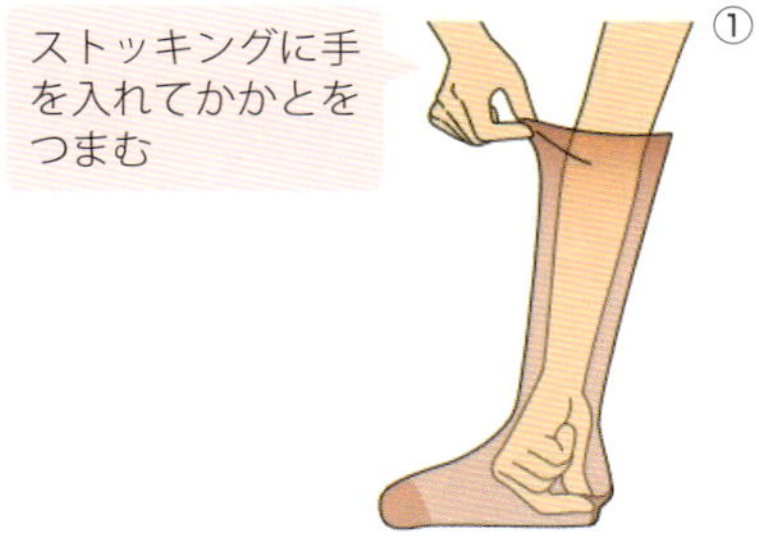

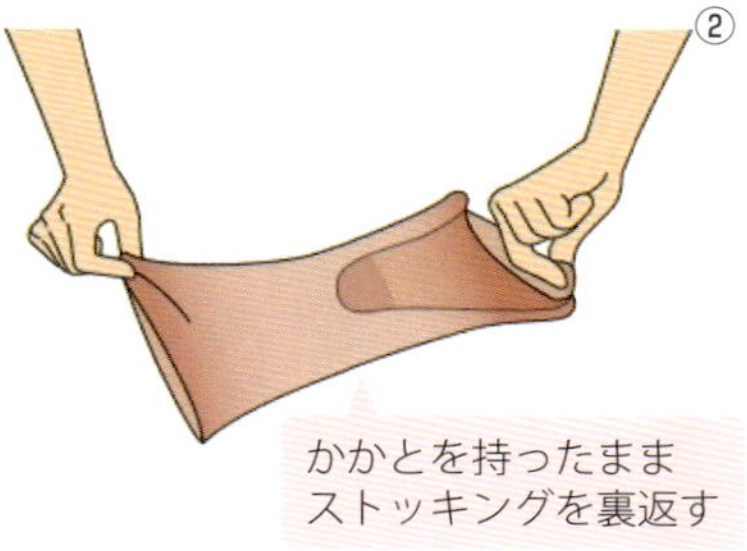

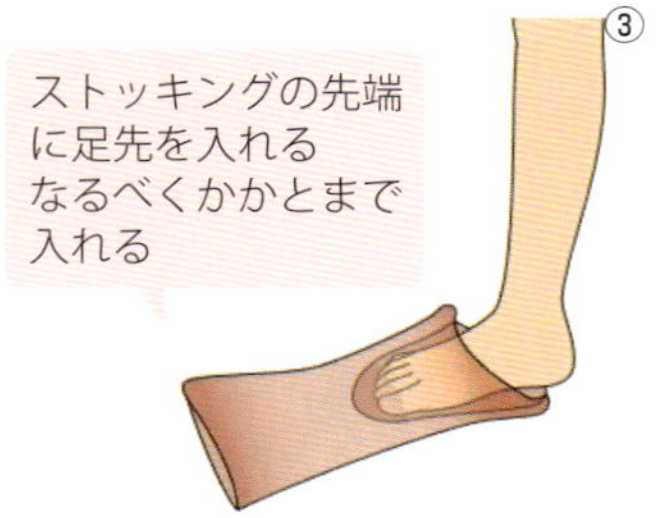

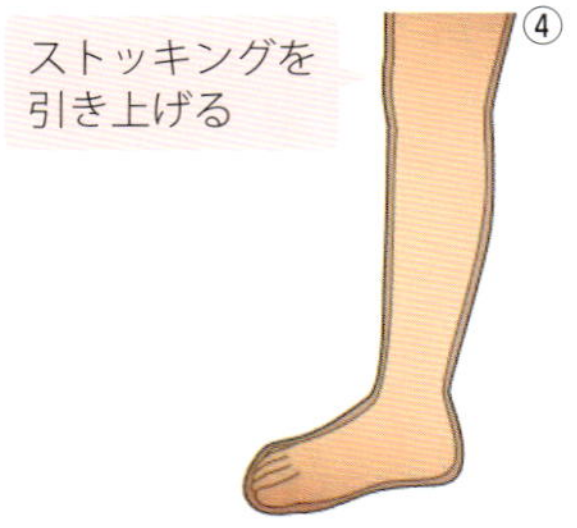

●弾性ストッキングを穿くときの注意点

①かぶれないよう予防する

弾性ストッキングを穿くときは、あまり上まで引き上げないようにしましょう。ストッキングの上端がずり落ちてくるときに、皮膚とストッキングの摩擦でかぶれることがあります（図表10-15）。特にハイソックスタイプでは、ストッキングの上端がシワになり、膝裏の皮膚に食い込んで痛みや水ぶくれになることがあります。

〈対処方法〉

・ストッキングを穿くときに、あまり上まで引っ張り上げない
・先にパンストを穿き、その上から弾性ストッキングを穿く
・敏感肌でかゆみが出やすい人は、かゆみ止めを塗る

②ずり落ちないようにする

ストッキングの丈が太ももまであるタイプに多い問題が、ずり落ちです。ずり落ちてしまうと、太もも部分には圧力がかかりません。これではハイソックスタイプと変わらなくなり、ストッキングタイプのメリットを生かすことができません。

〈対処方法〉

・いっそのことハイソックスタイプかパンストタイプに変更してしまう
・ストッキング上端にシリコン製などのすべり止め機能がついた製品を使用する（ただし、すべり止め部分でかぶれることがあります）

●図表10-15　かぶれた膝下

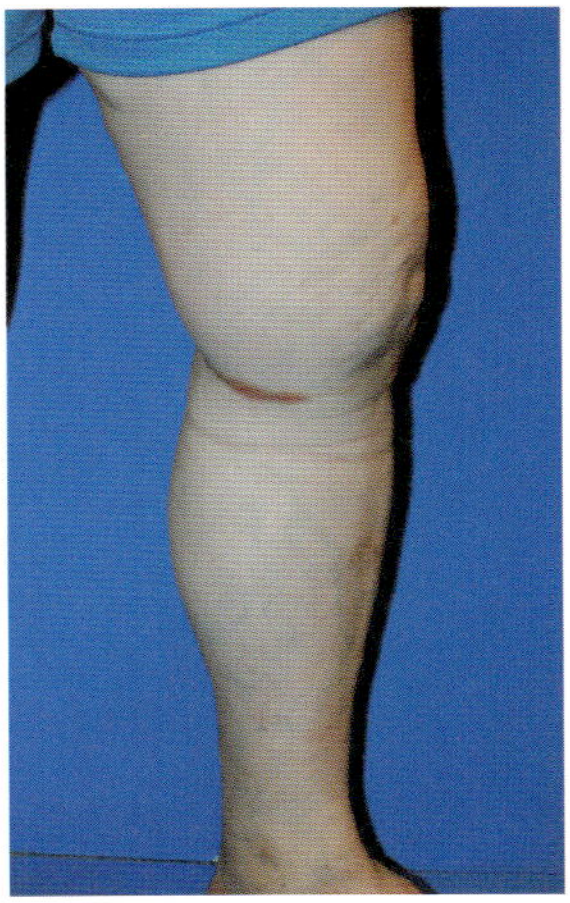

・ガーターベルトを使用する

③ストッキング上端を折り返さない

外国製の弾性ストッキングの場合、サイズが日本人の足の長さ、特に膝から下の長さに合わせて作られているわけではありません。特にハイソックスタイプは、身長の高い人や足の長い人を除くと、軒並みオーバーサイズです。穿いたときにストッキングの上端が膝よりも上になるため、ストッキングがずり落ちてシワになり、膝の皮膚に痛みやかぶれが生じやすくなります。

そこで、ストッキングの上端を折り返して穿く方がいらっしゃいますが、これはやめましょう。折り返した部分だけ締め付けが強くなり、血液が心臓に戻れなくなるので、足がむくんでしまいます。

〈対処方法〉

サイズが大きすぎて弾性ストッキングが余る場合、上端の位置は膝下に合わせ、**ストッキングのシワができないようにつま先の方向にたるませて穿く**ようにしましょう（図表10-16）。多少つま先が余りますが、気になる方は日本人の足の長さに合わせて作られた製品に変更してみましょう。

●図表10-16　良い穿き方（左）と悪い穿き方（右）

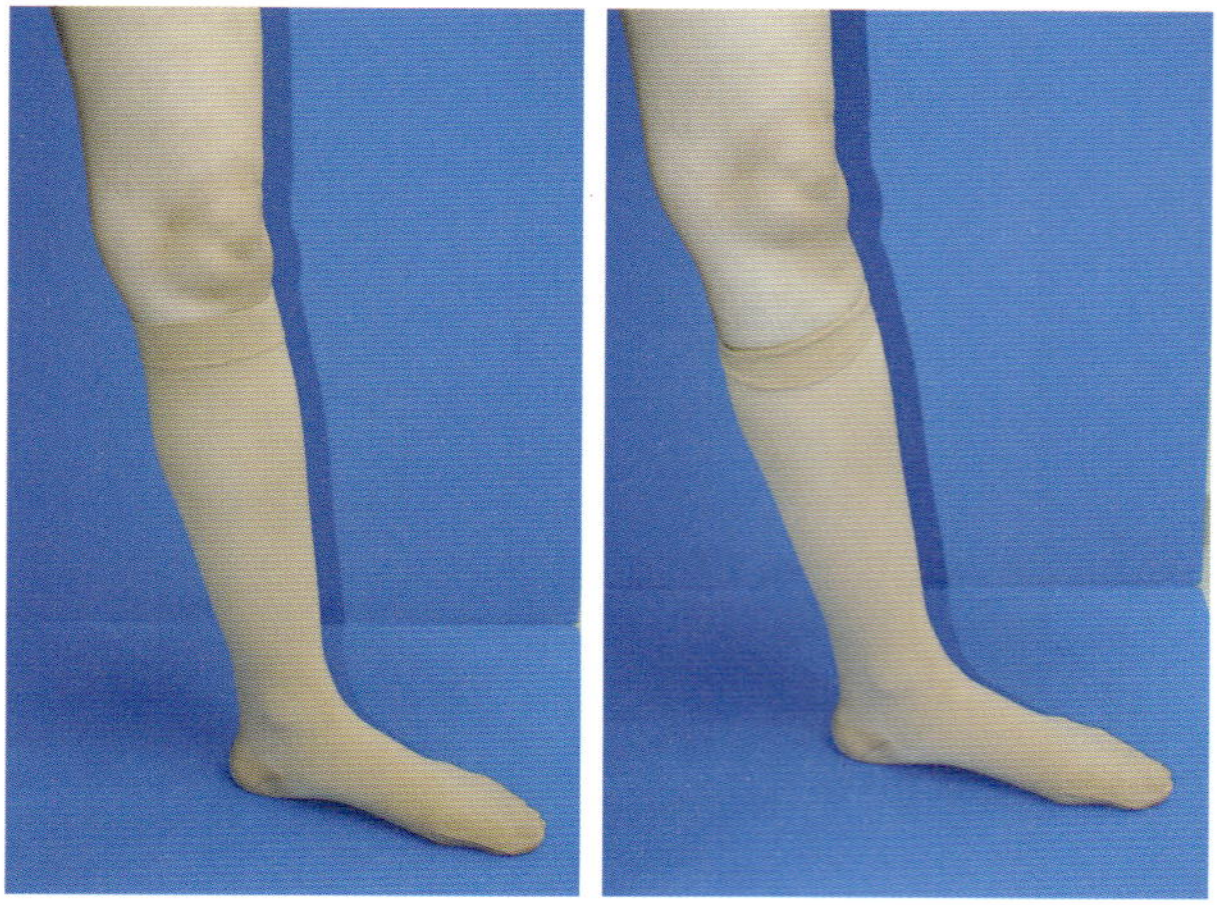

Q. 市販の着圧ソックスでも大丈夫ですか？

A. 弾性ストッキングには弱圧・中圧・強圧の三種類があります。薬局や通信販売などで売られている市販の着圧ソックスは、薬事法では「靴下」と同じ扱いになるため、すべて弱圧タイプです。下肢静脈瘤の治療または予防には中圧タイプのストッキングが望ましいので、できれば中圧タイプを穿くようにしてください。ちなみに、中圧以上のストッキングは「医療機器」という扱いになるため、医療機関でなければ販売することができません。中圧の弾性ストッキングは弱圧と比べ、それなりに硬さがあります。それが足の圧迫効果にもつながるのですが、どうしても中圧ストッキングは穿きにくい、という方は弱圧タイプでも構いません。

Q. 弾性ストッキングは硬くて穿きにくいのですが。

A. 初めて弾性ストッキングを穿くとき、ほとんどの方が「こんなにきつい靴下、穿くのは無理」とおっしゃいます。弾性ストッキング特有の穿き方のコツがありますので、慣れてしまえば苦手意識も薄らいでいくと思います。毎日継続して穿き続けるとストッキングの硬さも和らいで穿きやすくなっていきますので、初めは大変に思うかもしれませんが、根気強く穿き続けましょう。

弾性ストッキングはかかと部分が一番の難所です。ストッキングを裏返してかかとまで入ってしまえば、あとはそれほどむずかしくはありません。そうは言っても、通常の靴下と比べると硬いので、穿くのがちょっと大変ですし、ご高齢の方だとなおさらです。最近、ご高齢でお一人暮らしの方は増えてきてお

●図表10-17　弾性ストッキング着用補助具

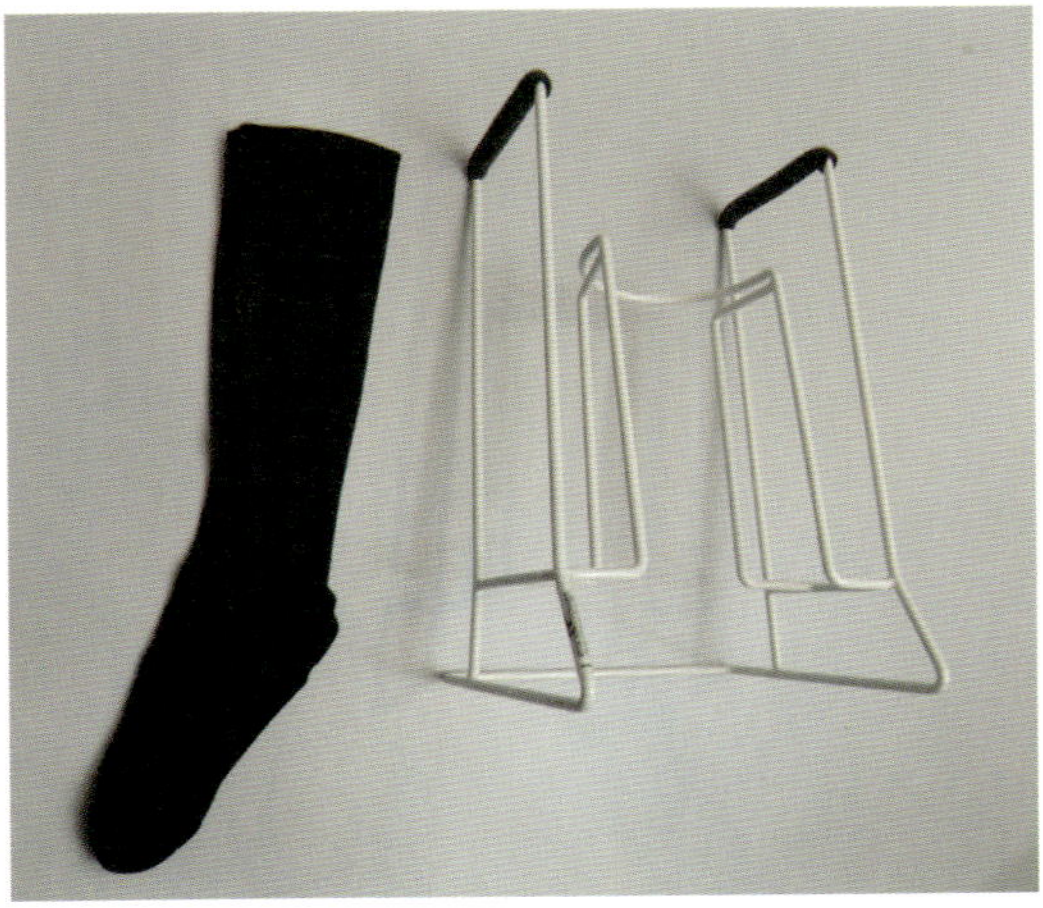

り、ご自身で弾性ストッキングを穿くのはむずかしいという声をよく聞きます。そこで、**弾性ストッキングの着用補助具**をご紹介します（図表10－17）。名前はストッキングドナーといいます。金属製ですが、とても軽いので高齢者でも使用可能です。

弾性ストッキングの装着方法

①弾性ストッキングを写真のように装着します。

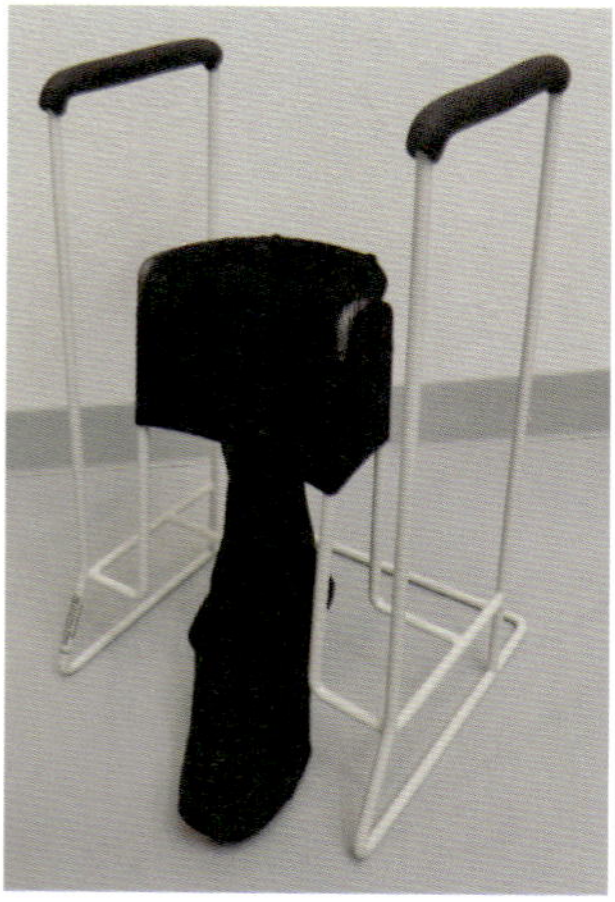

②弾性ストッキングを裏返すように装着していきます。

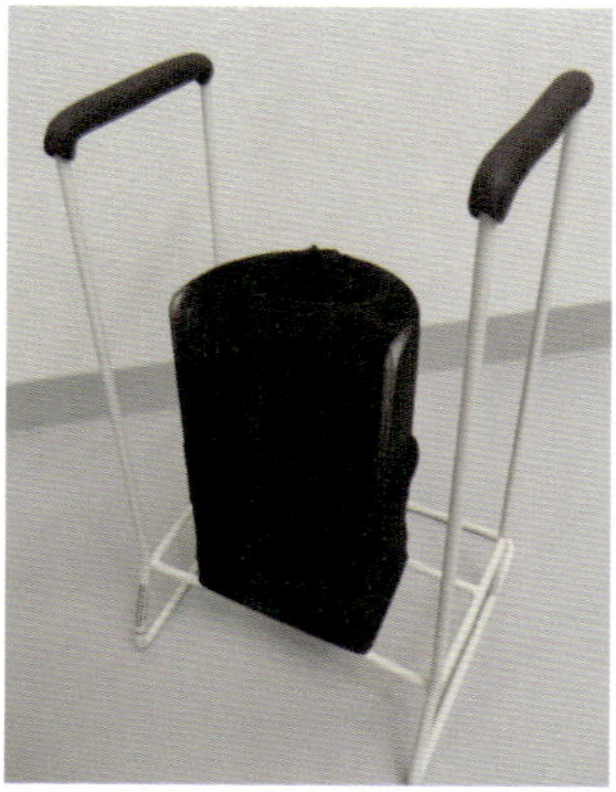

③ストッキングドナーの手すりの部分を持ち、裏返しになった弾性ストッキングにつま先を入れます。

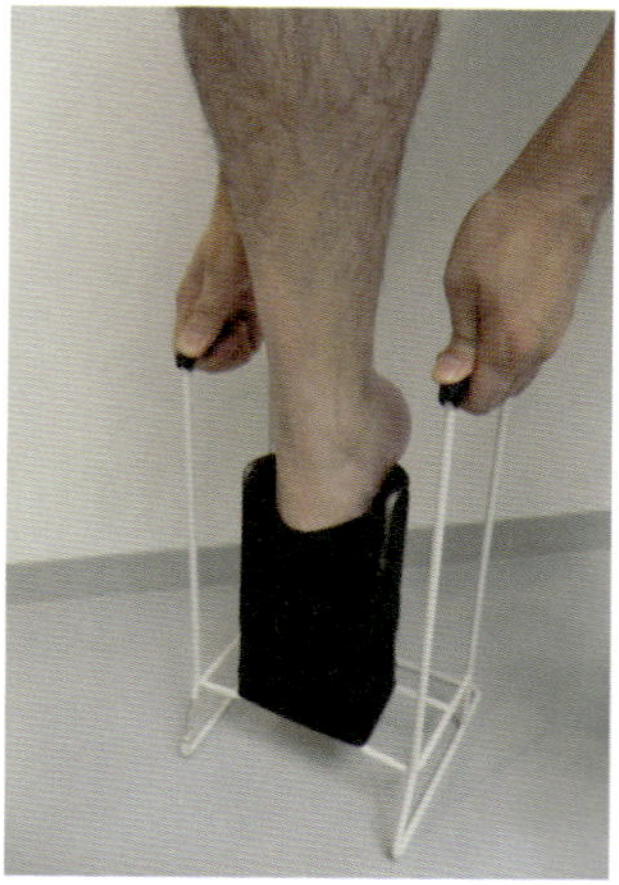

④足を下におろしながら、手すりを上に引っ張り上げるとあら不思議。想像しているよりもずっと楽に弾性ストッキングを穿くことができます。

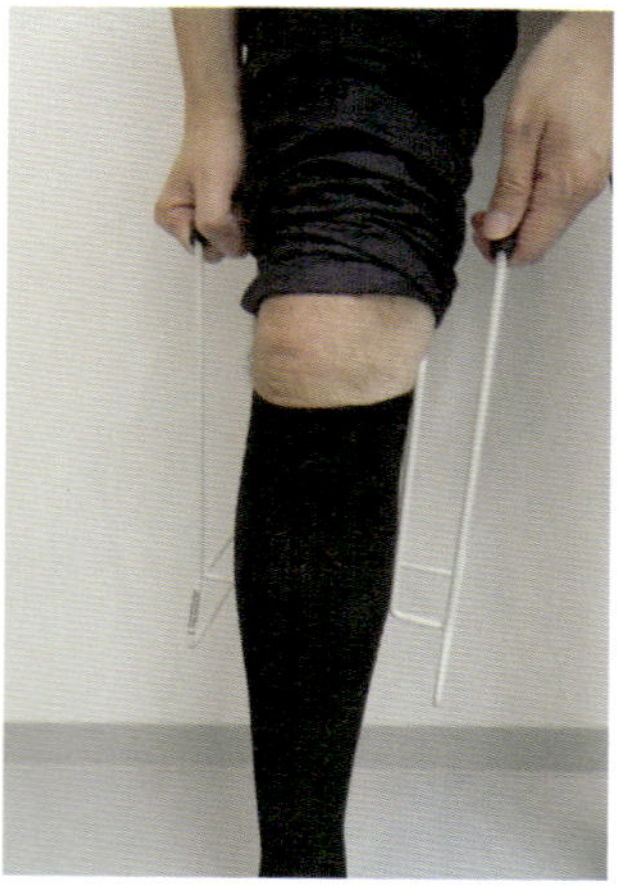

コラム

下肢静脈瘤と漢方

クリニックを受診される患者さんから、漢方薬について質問を受けることがあります。ここでは、下肢静脈瘤に対する漢方薬の効果についてお話ししたいと思います。

復習になりますが、下肢静脈瘤は、足の静脈に備わっている血液の逆流を防止する弁がきちんと閉じなくなることが原因です。静脈を流れる血液は老廃物が多く含まれるので、重力によって血液が逆流すると、足に血液の老廃物が溜まることになります。

初期の頃は足のだるさ、むくみ、こむら返りなどが主な症状です。下肢静脈瘤が進行すると、皮膚の湿疹・かゆみ・色素沈着など、うっ滞性皮膚炎が生じ、さらに皮膚が硬くなり、最終的には皮膚の潰瘍になってしまうこともあります。

また、足の静脈だけでなく、子宮や卵巣の周囲にも静脈瘤ができることがあり、腰やお尻のだるさや痛み、特に生理のときは症状が強くなる「骨盤内うっ血症候群」という病気もあります。

「瘀血（おけつ）」

血のうっ滞を意味する中国伝統医学の用語で、古い血が停滞している病状をあらわした言葉です。下肢静脈瘤や骨盤内うっ血症候群は、これに当たります。

「瘀血」に効果があると言われている漢方薬は**桂枝茯苓丸（けいしぶくりょうがん）**です。桂枝茯苓丸は桂枝（けいし）・芍薬（しゃくやく）・茯苓（ぶくりょう）・桃仁（とうにん）・牡丹皮（ぼたんぴ）

が含まれています。

桂枝茯苓丸は、血液をサラサラにして（血小板凝集能低下）、血液の流れをよくする（微小循環の改善）ことで「瘀血」症状を緩和すると考えられています。

ただし、症状は改善してくれますが、太くなった静脈瘤自体がなくなるわけではありません。

ちなみに「証」（体質や体力）は中間～実、つまり体質や体格が中肉中背～がっちりした方に向いている漢方薬です。

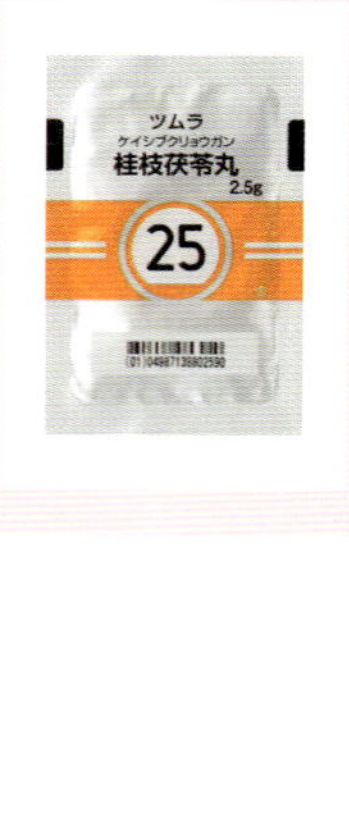

下肢静脈瘤の治療に漢方はどのように使えばよいか？

下肢静脈瘤の治療法には、圧迫療法、レーザー治療などの手術療法、硬化療法などがあります。

漢方薬の位置づけとしては、どのように考えればよいでしょうか？

下肢静脈瘤は、足の静脈を流れる血液が重力によって落ちないようにするための逆流防止弁がダメになることが原因です。ポンプによるくみ上げ式の下水管が逆流してしまうようなものなので、血管の物理的な問題といえます。

したがって、基本的には

①落ちてきた血液を弾性ストッキングによる圧迫で強制的に持ち上げる⬇圧迫療法

または、

②血液が逆流してしまう静脈は閉じてしまい、弁が正常な静脈にだけ血液が流れるようにする➡手術療法または硬化療法

というのが治療の基本的な考え方です。

そこで、漢方は、それ以外の部分を補うことが役割になると思います。

具体的には、次のような方は試してみてもよいのではないでしょうか。

・自覚症状もそんなに強くないので手術するほどでもない。でも、弾性ストッキングを穿くのは苦手という方。

・下肢静脈瘤が再発したけれど、再手術はしたくない（または再手術がむずかしい）という方。

・手術療法の対象とならない骨盤内うっ血症候群の方。

11 静脈瘤手術をするときに注意が必要な薬

下肢静脈瘤の治療を行う際に注意が必要なお薬があります。

・血栓ができやすくなる薬

①ホルモン製剤

子宮内膜症・更年期障害などの婦人科疾患や経口避妊薬（ピル）、前立腺がんや前立腺肥大などでホルモン製剤を服用中の方は副作用により足の静脈に血のかたまり（血栓）ができやすくなり注意が必要です。

②骨粗しょう症治療薬

塩酸ラロキシフェン（商品名：エビスタ）、バゼドキシフェン酢酸塩（商品名：ビビアント）

③副腎皮質ステロイド

自己免疫疾患で使用されることが多いステロイドですが、気管支喘息・アレルギー性鼻炎・アトピー性皮膚炎・じんましんなどでも使用されることがあります。ただし、点眼薬・軟膏・吸入薬などは使用可能です。

下肢静脈瘤の血管内焼灼術、ストリッピング、硬化療法が必要な場合、これらの飲み薬は治療の一カ月前から中止していただく必要があります。

・出血が止まりにくくなる薬

脳梗塞・心筋梗塞・狭心症の予防のため、抗血小板薬が使用されます。また、心房細動の患者さんには脳梗塞予防のため抗凝固薬が使用されることがあります。

抗血小板薬・抗凝固薬は血液が固まりにくくなり、いわゆる「血液がサラサラになる薬」と言われます。レーザーや高周波カテーテルによる血管内焼灼術を行う場合は抗血小板薬・抗凝固薬ともに中止する必要はありません。ただし、静脈瘤切除など出血を伴う処置は行わないか、あるいは最小限にとどめます。ストリッピングを行う場合は、薬の服用を中止したほうがよいでしょう。

●傷が化膿しやすくなる薬

抗リウマチ薬のリウマトレックス・レミケード、免疫抑制剤のイムラン・アザニンなどが免疫力を低下させ傷の感染（化膿）をおこす可能性があります。

これらの薬を服用中でも、レーザーや高周波カテーテルによる血管内焼灼術は可能ですが、傷が大きくなるほど化膿する可能性が高くなるため、静脈瘤切除などの追加処置は避けたほうがよいでしょう。ストリッピングを行う場合は、薬の服用を中止したほうがよいでしょう。

服薬情報はとても大切ですので、当院では必ず服用中のお薬の情報をお聞きしています。お薬手帳をお持ちの方は、健康保険証と一緒に必ずお持ちください。

12 日帰り手術〜下肢静脈瘤の治療は病院からクリニックへ〜

日帰り手術の実際

下肢静脈瘤の日帰り手術はどのように行われているのか、実際の様子をご覧いただきましょう。

〈初診から手術まで〉

診察・検査の結果、下肢静脈瘤と診断され、手術を希望された患者さんは、手術前に必要な検査として血液検査と心電図検査を行います。その後、手術の日程を予約してお帰りになります。

〈手術当日〉

①患者さんが来院されました。その日の体調に問題がないかを確認します。

②受付を済ませたあと、更衣室に移動します。

手術当日の体調と最後に食事をした時間を確認します。

体温・血圧・脈拍・体重を測定したのち、手術着に着替えて手術室に移動します。

③手術室に入り、最初に超音波検査により治療する静脈の走行を確認し、マジック

①

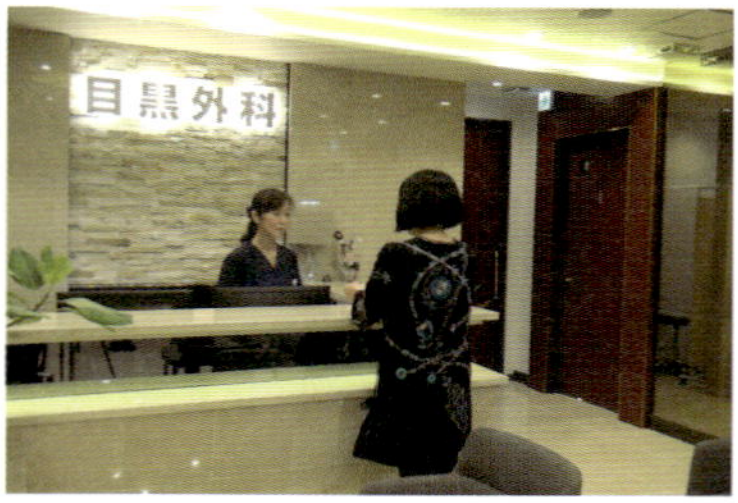

②

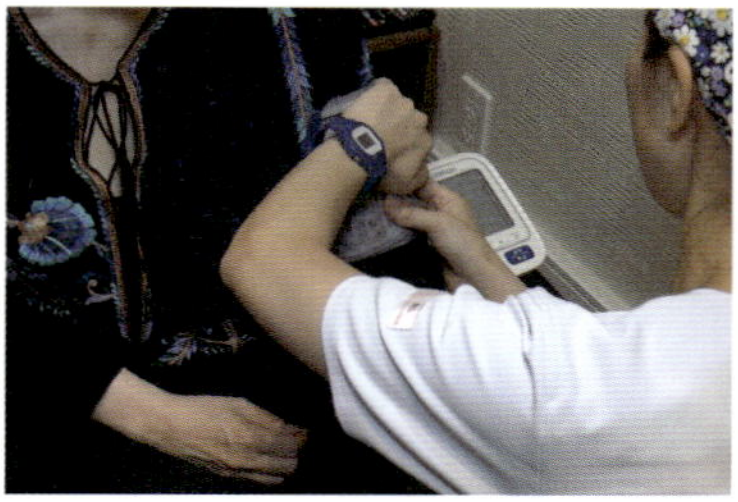

ペンで印をつけます。そうすることで、カテーテルをどこから挿入すればよいか、わかりやすくなります。

④患者さんは手術台に移動します。
血圧計・心電図・体への酸素の取り込みを測定するモニターを装着し、抗生物質の点滴を行います。

眠くなるお薬を注射して、患者さんが眠ったことを確認して手術を開始します。

⑤治療する静脈を超音波装置で確認し、注射をします。

⑥レーザーカテーテルを静脈の中に挿入していきます。
カテーテルの先端が深部静脈にまで入らないよう、超音波装置でカテーテルの先端がどの位置にあるかを確認します。

⑦静脈の焼灼を開始する位置を決定します。

⑧この状態でいきなり静脈を焼き始めると、眠っている患者さんは熱さと痛みで飛び起きてしまいます。
そこで、治療を行う静脈の周囲や皮膚に麻酔の注射

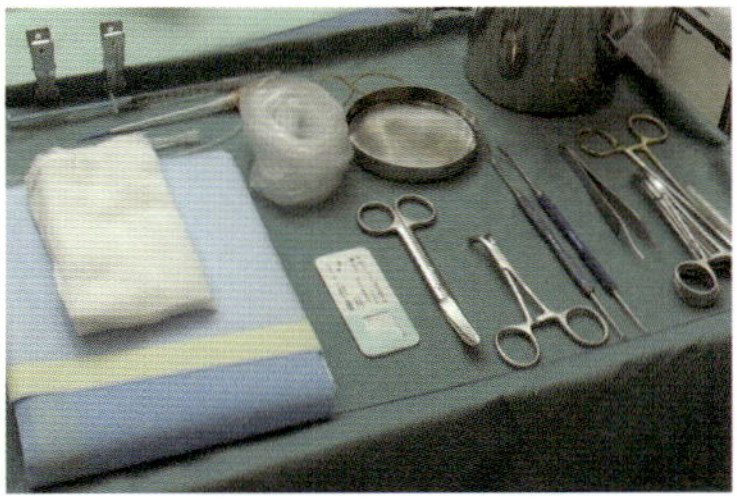

▲日帰り手術に必要な器具

③

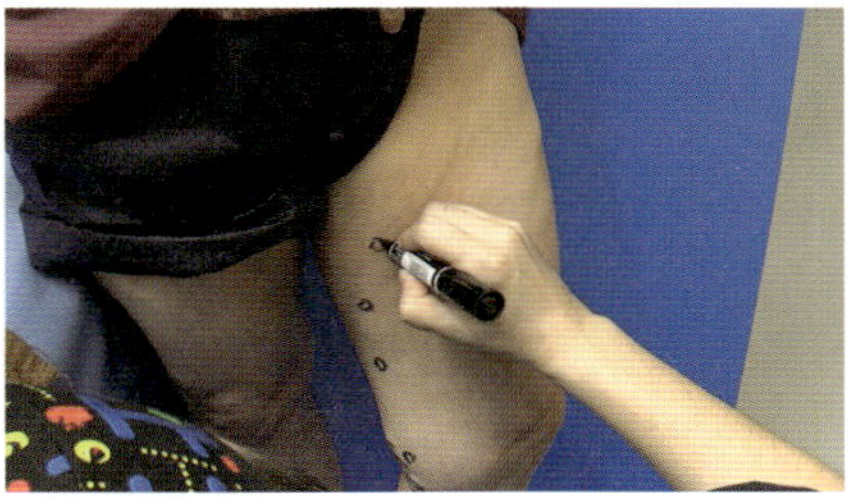

④

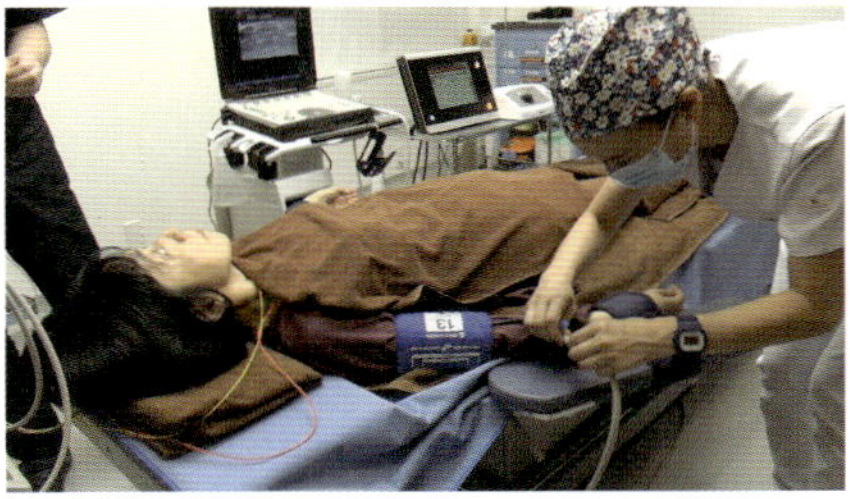

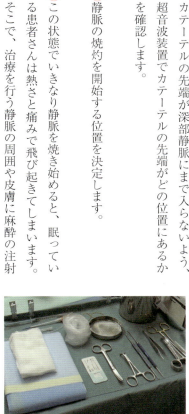

を行います。カテーテルの入った静脈の周囲に均等に麻酔の薬が行きわたるように、超音波装置で確認しながら注射します。

⑨レーザーで静脈を焼きます。

この際、医師と看護師はレーザー光線により目を傷めないよう、特殊なサングラスをします。ペダルを踏むとレーザー光線が出て静脈の焼灼が開始します。

右手でカテーテルを持ち、一cmを七秒から十秒というスピードでゆっくりと引き抜いていきます。左手には超音波装置の探触子を持ち、静脈がきちんと焼けているか画面で確認します。両目・両手・右足を同時に動かす

⑤

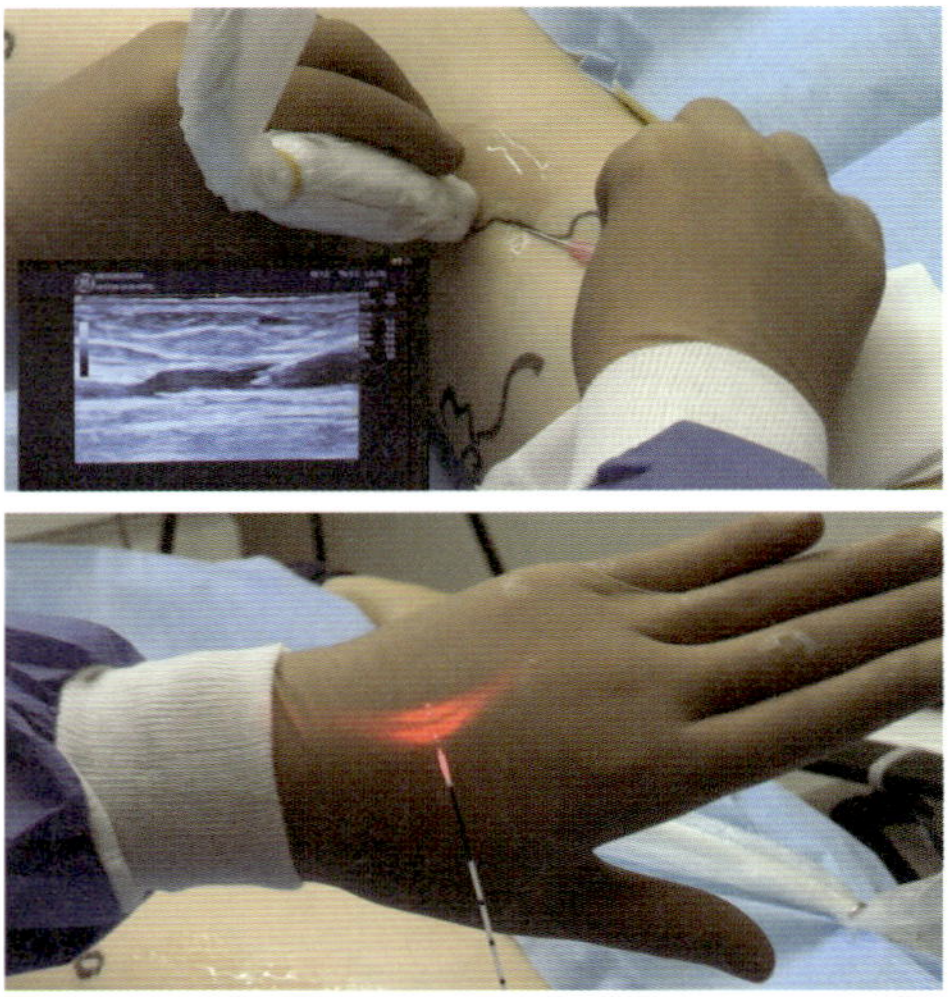

▲先端が赤く光っているのがレーザーカテーテル

⑥

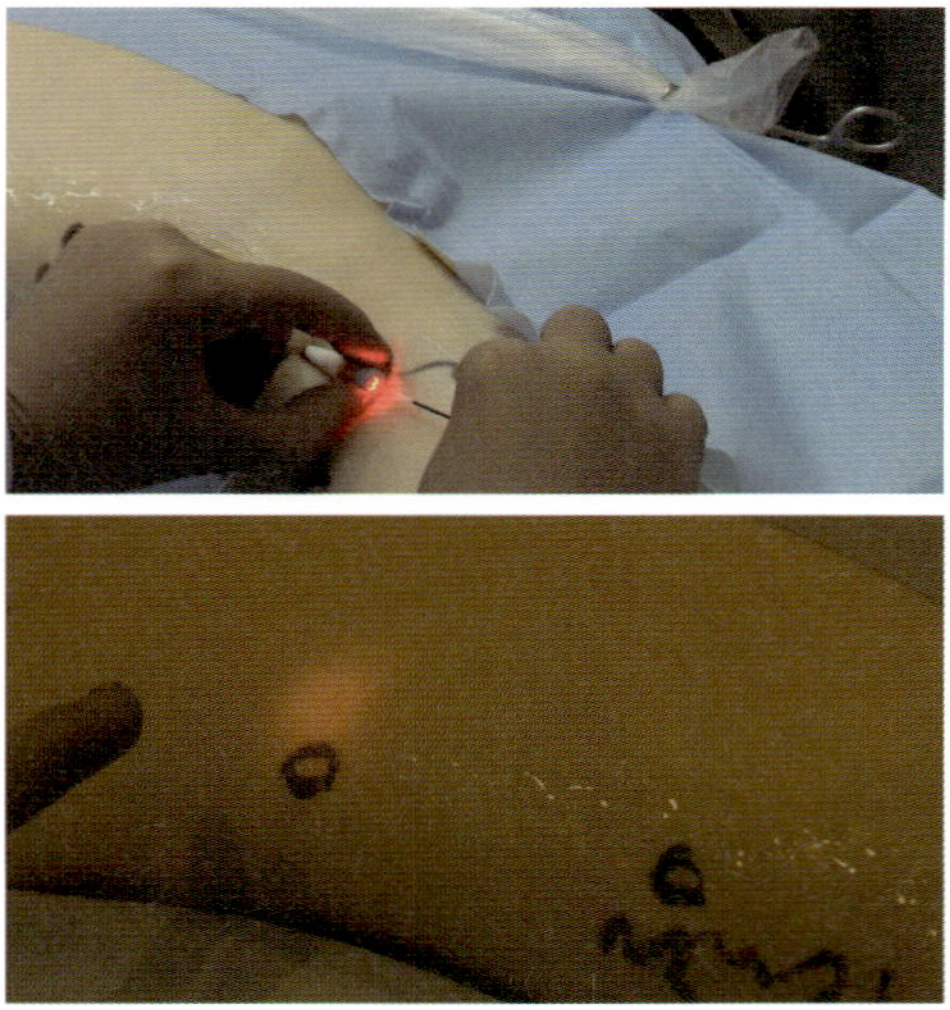

▲赤く光るレーザーカテーテルの先端が皮膚を通して透けて見える。

ため、集中力を要します。
およそ五分で静脈は焼き終わります。
鎮静剤の点滴が終了すると、まもなく患者さんは目を覚まします。

⑩足全体に包帯を巻き、さらに弾性ストッキングを履きます。ちょっと暑苦しいかもしれませんが、翌日には包帯が取れますので一日だけご辛抱ください。

⑪麻酔から覚めて意識がはっきりしていることを確認し、血圧や脈拍が問題ないことを確認して、手術室から退

⑦

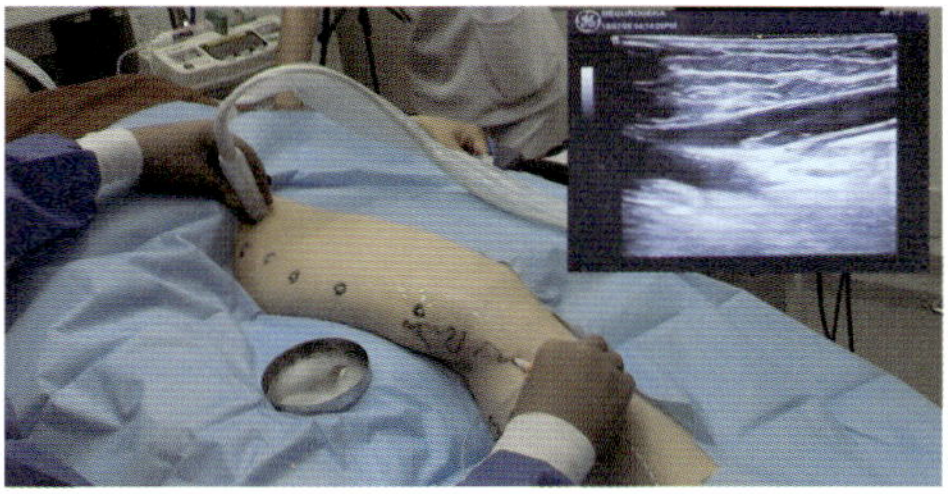

⑧

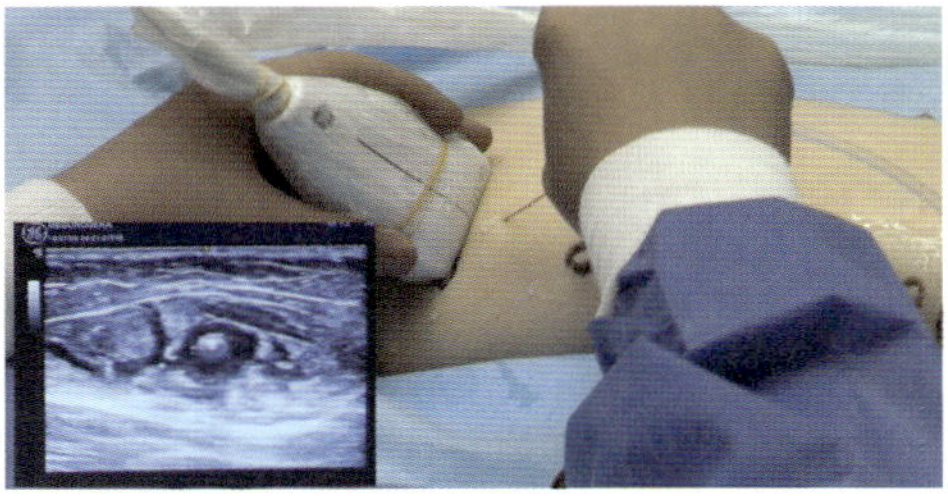

⑨

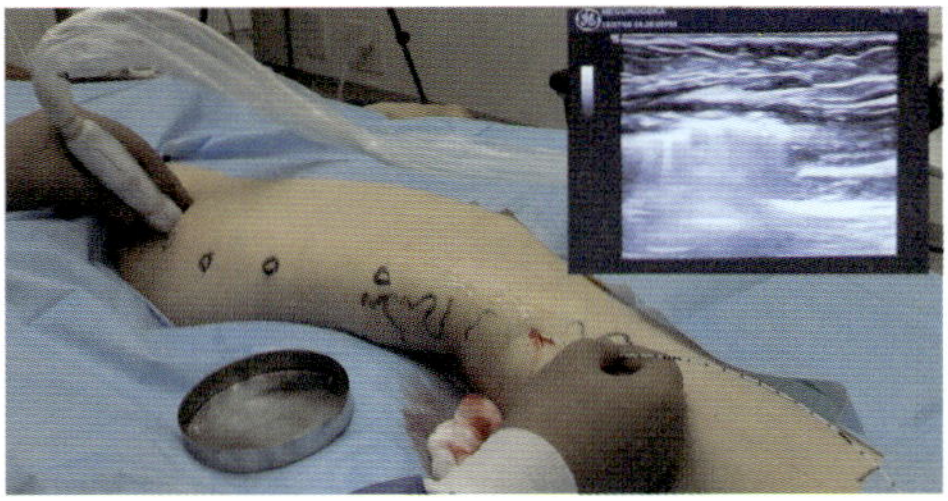

⑩

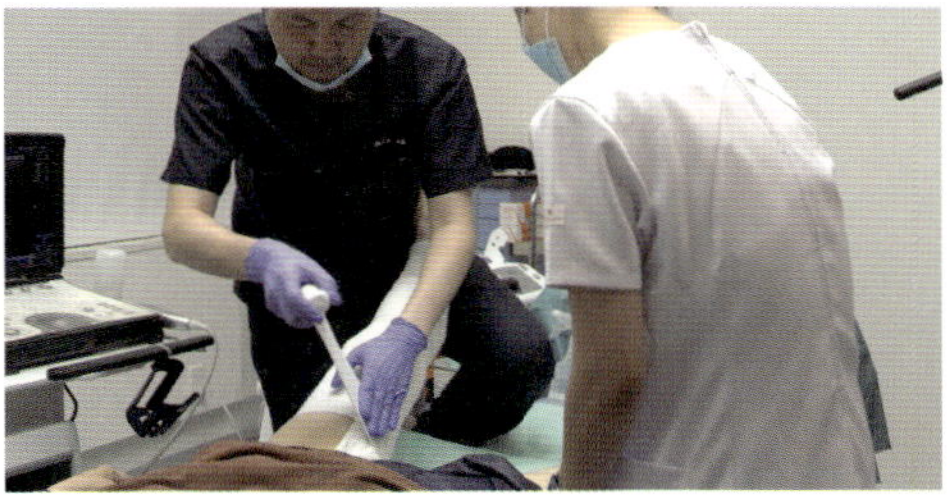

出となります。

⑫患者さんは歩いて回復室に移動します。回復室では三十分ほど休んでいただき、眠気やふらつきがなくなったら着替えていただきます。

⑬会計を済ませ、次回の診察予約をしたら帰宅となります。

⑪

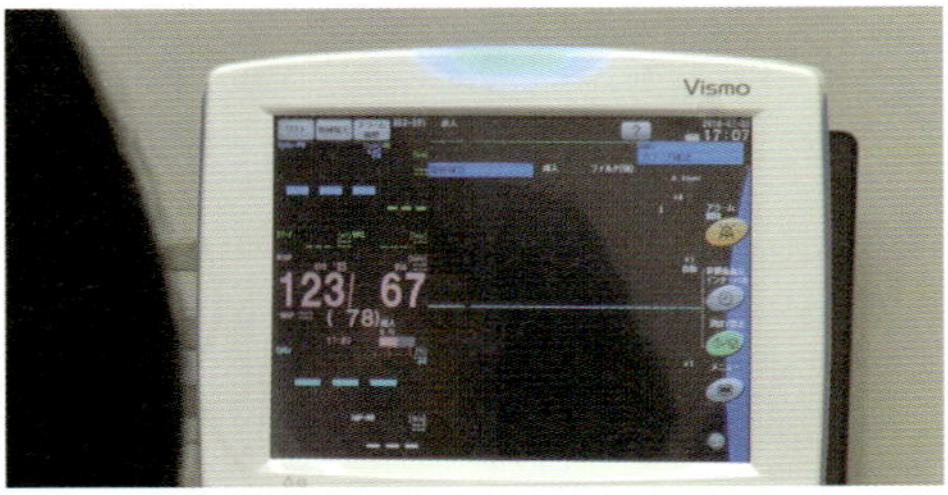

⑫

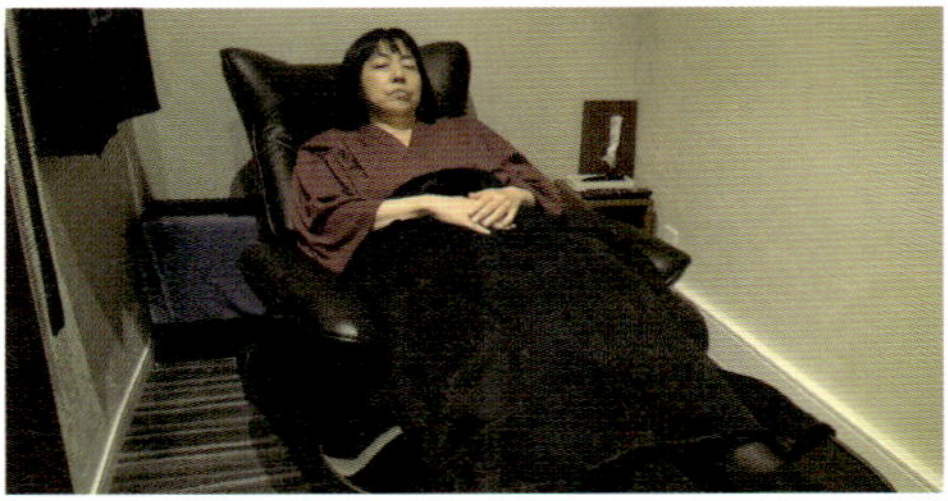

⑬

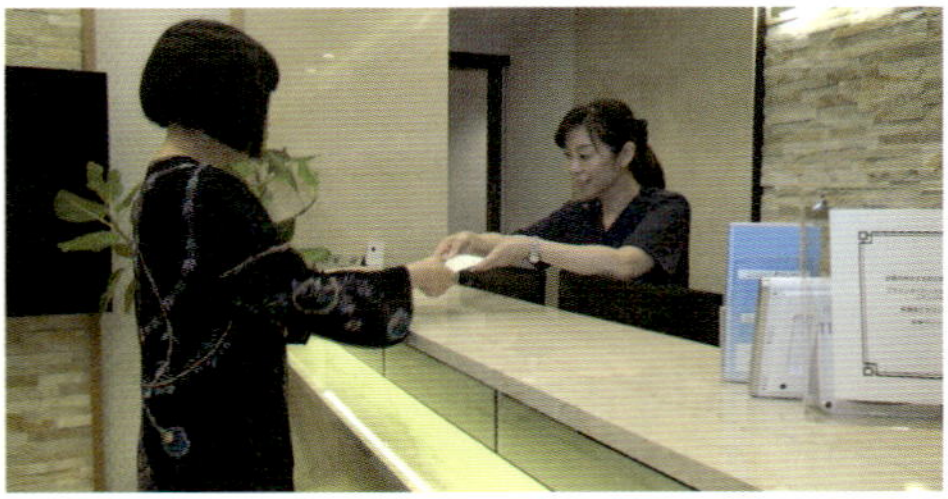

日帰り手術当日の服装

手術のあとは足に包帯を巻いて、その上から弾性ストッキングを穿きます。そのため、服装は、ロングスカートやゆったりめのパンツスタイルでお越しになるとよいでしょう。きつめのジーンズなどは避けてください。

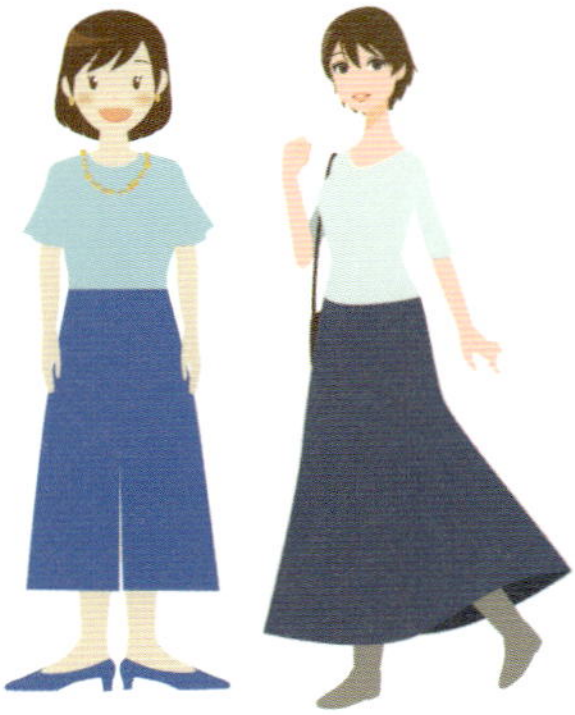

13 日帰り手術にまつわるお金の話

下肢静脈瘤の治療に際し、まず気になるのが費用です。ここでは下肢静脈瘤の診療にかかわる費用についてご説明します。

保険診療での診療費

下肢静脈瘤の診察・検査・治療にかかる費用は、保険診療であれば全国一律です（図表13-1）。

体の大きさや、治療が片足か両足かによって麻酔の使用量は個人差があります。そのため手術費用が若干増減することがあります。

高額療養費制度

高額療養費制度とは、同一月（毎月一日から月末までの間）の間に医療機関や薬局で支払った額が、所得額に応じて定められた限度額を超えた場合、超過分の金額をあとから払い戻してもらえる制度です（図表13-2）。

●図表13-1　下肢静脈瘤の治療にかかる医療費

診療内容	3割負担	2割負担	1割負担
初診料	850円	560円	280円
超音波検査	1950円	1300円	650円
血液検査	約3000円	約2000円	約1000円
※血液検査項目により金額が前後します			
心電図	390円	260円	130円
血管内治療（片足）	約47000円	約31000円	約15000円
血管内治療（両足）	約90000円	約60000円	約30000円
※手術時間・麻酔薬の量などにより金額が前後します			
硬化療法	約5400円	約3600円	約1800円
再診料	220円	140円	70円
傷の処置代	150円	100円	50円

あらかじめ医療費が高額になることがわかっている場合は、「限度額適用認定証」を提示すると、限度額以上の支払いが不要となるため便利です。手続きはご加入の健康保険組合にお問い合わせください。

生命保険給付金

生命保険に加入している方は、日帰り手術でも給付金が支払われることがあります。生命保険会社に契約内容をご確認ください。給付金の対象となる場合、各社所定の診断書がありますので、医療機関に提出して記入してもらいます。

よくある質問

Q. 日帰り手術は、術後に麻酔が切れたら痛いのではないですか?

A. 下肢静脈瘤の日帰り手術を受けた患者さんにアンケートを取りました。その結果、大多数の人が「痛くなかった」と回答しています（図表13-3）。

●図表13-2　高額療養費制度

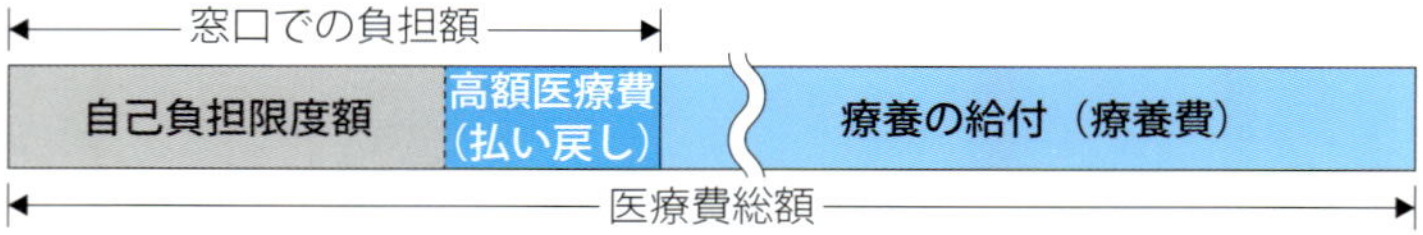

●図表13-3　術後の痛み

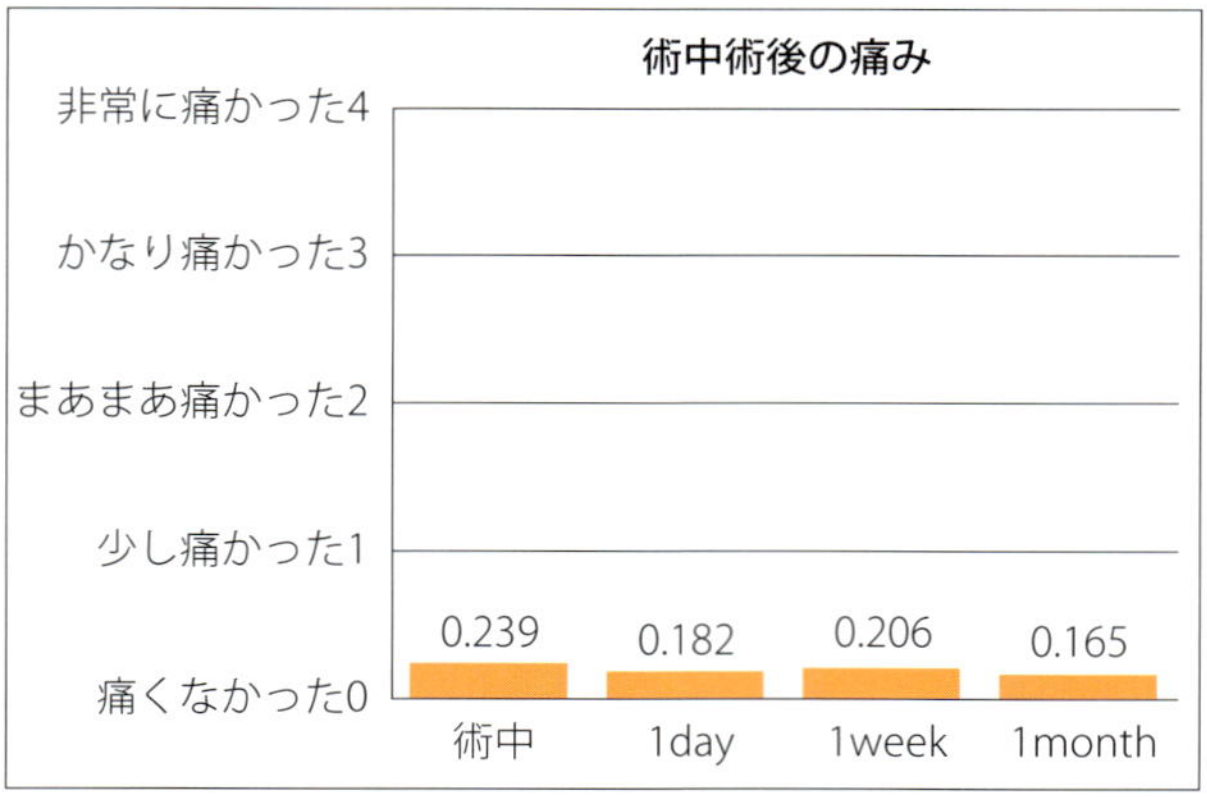

Q. 手術のあとは日常生活の制限はありますか?

A. 手術当日は足に包帯を巻いていますので、シャワーや入浴はできません。また、手術中に静脈麻酔などにより鎮静した場合は自転車や車の運転を控えていただいていますが、それ以外の日常生活動作については、基本的に制限はありません(図表13-4)。

図表13-4 術後の生活

生活内容	開始時期
料理、洗濯などの家事	手術当日
自転車の運転	翌日
車の運転	翌日
シャワー	翌日
入浴(短時間)	翌日
事務仕事	翌日
立ち仕事・力仕事	翌日
プールなどスポーツ	2日後
旅行	1週間
温泉	1週間
長時間の正座	1か月

第3章

患者になる前にできること——予防と準備

14 静脈瘤の予防方法
15 受診する前にできること

14 静脈瘤の予防方法

日常生活での注意点

下肢静脈瘤の主な原因は以下のとおりです。

- 立ち仕事（デスクワーク）
- 遺伝
- 妊娠
- 加齢
- 肥満
- 便秘

これらのうち遺伝・加齢以外の原因に対しては、対策を講じることで下肢静脈瘤の悪化を予防することができます。

・立ち仕事（デスクワーク）

足の血液は、ふくらはぎの筋肉による筋ポンプ作用により心臓に向かって押し上げられます。長時間立ちっぱなし、あるいは座りっぱなしで足を動かさない人は、この筋ポンプ作用が十分に働かないため、足に血液が溜まりやすくなります。

そこで、「**ふくらはぎの筋肉を動かすこと**」**が下肢静脈瘤を悪化させないポイント**となります。

・立ち仕事の方は、屈伸運動をしたり、アキレス腱を伸ばしたりしましょう。
・デスクワークの方は、足首を曲げる運動をするだけでもふくらはぎの筋肉が動くので効果があります。見栄えはよくありませんが、貧乏ゆすりも効果的です。
・お仕事中は足の運動のことなど気にしていられないものです。そのような方は弾性ストッキングを着用するとよいでしょう。

・妊娠

女性が下肢静脈瘤を発症しやすい最大の理由が妊娠です。妊娠中は以下のような変化が母体に起こります。

①母体を流れる血液の量が増える
②女性ホルモンの影響で静脈が柔らかくなり伸びやすくなる
③大きくなった子宮に静脈が圧迫されて足の静脈血が渋滞する

その結果、静脈の逆流防止弁が伸びてしまい閉じなくなります。

出産後、静脈瘤は改善しますが、次の妊娠時には悪化します。そこで、**妊娠中はなるべく弾性ストッキングを着用する**ことをお勧めします。

ハイソックスタイプでも構いませんが、マタニティ用のストッキングも売られていますので、是非ご活用ください。

・肥満

肥満は下肢静脈瘤の悪化原因の一つです。肥満の方は運動不足になりがちで足の筋肉が使われないことや、肥満により腹圧がかかるため静脈の流れを邪魔することなどが考えられています。**食べすぎと運動不足には注意**しましょう。

・便秘

便秘になると、排便時にいきむことになります。すると腹圧がかかるため、足の静脈は血液が上ってきにくくなります。下肢静脈瘤のある方は、普段から便秘を予防するようにしましょう。

・こまめな水分摂取を心掛けましょう

水分は大便を柔らかくしますので、水分をこまめに摂るようにしましょう。特に、朝のコップ一杯の水は腸の動きを刺激します。

・毎日必ず朝食を食べましょう

朝食後に便意を催すことが多いですよね。朝食は大腸の動きを刺激しますので、毎日必ず食べましょう。

・食物繊維を摂るようにしましょう

食物繊維には「水溶性食物繊維」と「非水溶性食物繊維」の二種類があります。水溶性食物繊維は果物やいも類、海藻類などに多く含まれ、便を柔らかくします。便が硬くて出にくいタイプの方は、水溶性食物繊維を多く摂りましょう。非水溶性食物繊維は野菜、豆類、キノコ類に多く含まれて、大腸の動きを刺激して排便を促します。便の回数が少ないタイプの人は、非水溶性食物繊維を摂るようにしましょう。

・運動不足にならないよう心掛けましょう

運動不足は大腸の動きを鈍らせるだけでなく、腹筋の力も衰えさせます。腹筋が弱いと大便をいきんで排便する力も弱くなります。なるべく毎日二十~三十分はウォーキングをするようにしましょう。

15 受診する前にできること

セルフチェック

第一章でも触れましたが、あらためて下肢静脈瘤の可能性があるかご自身でチェックしてみましょう。

- ☑ 両親のどちらかに下肢静脈瘤がある
- ☑ 太ももや膝の裏側の毛細血管が目立つ
- ☑ 足のすねやふくらはぎの血管が浮き出てきた
- ☑ 寝ているときに足がつる
- ☑ 足が重くてだるい
- ☑ 夕方になると足がむくむ
- ☑ なかなか治らない足の湿疹・かゆみがある
- ☑ くるぶしの皮膚が茶色くなってきた
- ☑ すねの皮膚が硬くなってきた
- ☑ 足の傷がなかなか治らない

一つでも当てはまる場合は、下肢静脈瘤の可能性があります。

情報収集

患者さんから「どこの病院に行けばよいか、何科を受診すればよいかわからなかった」というご意見をよく耳にします。

まずはどこの医療機関に行けばよいのか、情報収集しましょう。

一番信頼性の高い情報は、下肢静脈瘤の**治療を受けた方からの口コミ**でしょう。ご家族・ご友人・お知り合いで下肢静脈瘤の治療を受けた方がいらっしゃったら、是非その医療機関はどうだったか質問してみましょう。もし口コミ情報が得られない場合は**インターネットのポータルサイト**で口コミが掲載されていることがあります。

また、下肢静脈瘤を診療している診療科目は、**心臓血管外科、外科、消化器外科、形成外科、皮膚科、放射線科など**多岐にわたります。病院のホームページで診療内容に下肢静脈瘤と書いてあっても、ホームページが古い内容のまま更新されておらず、現在は診療できる医師がいないということもありますので、病院を受診する前に電話で問い合わせましょう。

信頼できる医師に出会うためのポイント

● 話をよく聞いてくれる

ご自身の体のことですので、些細な質問だと思っても、遠慮せず医師に質問しましょう。

私は患者さんの抱える問題解決にフォーカスしています。テレビで下肢静脈瘤の番組を観たから自分が下肢静脈瘤か診断してほしい、という方は検査を受けて自分は病気ではないことを確認したいだけかもしれません。そんな患者さんに対し、望んでもいない手術を勧めることは迷惑でしかありません。一方、つらい症状で長年悩み続けてきた患者さんに対しては、手術が問題解決の方法になると判断できれば、手術をお勧めします。

説明に納得していないのに手術を受けてしまうと、術後の経過が思わしくない場合、不信感が生まれてトラブルになることがあります。ですから、**患者さんがどうしたいと思っているのか、耳を傾けてくれる医師**がよいでしょう。

●説明がわかりやすい

医療の専門家ではない患者さんにとっては、医師や看護師からの説明はわからないことだらけだと思います。早口で専門用語を使った一方的な説明をされても、何から質問したらよいかすらわからないことも多いでしょう。そんな状況で手術を勧められても判断に困りますよね。**むずかしい医療の内容をかみ砕いてわかりやすく説明す**ることもプロの仕事です。

●手術実績をホームページに掲載している

ホームページに手術実績の掲載がなければ、**これまでに何件くらい手術を経験しているかを医師に質問**してみましょう。正確ではなくても、だいたい何件くらいかは答えられると思います。もし質問して怒られたらどうしよう？　とご心配かもしれませんが、大丈夫です。そのような医師は恥ずかしくて手術件数を答えられないのかもしれませんから、ほかの医療機関に行きましょう。

●学会発表をしている

学会で治療結果を公表して第三者から評価を受けることは、自身の治療レベルを高める努力の姿勢を示すものです。**ホームページで学会発表の様子や発表内容を公表しているか**、確認してみましょう。

●無料説明会に参加する

定期的に下肢静脈瘤の無料説明会を開催しているか、ホームページをチェックしてみましょう。医師の説明を実際に聞いてみて、説明がわかりやすいか、優しそうか、ほかのスタッフの対応や院内の雰囲気はどうかなど、**ご自身で確認する**のがよいと思います。信頼できそうなら診察の予約をすればよいですし、心に引っかかるものを感じたらほかの医療機関を受診すればよいと思います。

「下肢静脈瘤が進行すると足が腐って切断しなければならない」とか「血栓ができて肺に飛んだら命が危ない」など、やたらと患者さんの不安を煽るような医師はやめましょう。

●悪徳クリニックに注意!!

「ほかの医療機関を受診したところ、やたらと手術を勧められた。医師の説明に納得できないので、もう一度診てほしい」

このようなことをおっしゃる患者さんにときどき出会います。残念ながら下肢静脈瘤の日帰り手術クリニックのなかには、手術を金儲けの道具としか考えておらず、必要のない手術をやたらと勧める悪徳クリニックがあります。

専門家ではない患者さんが医療機関のホームページを見ただけでは、悪徳クリニックを見抜くことは困難です。そこで、悪徳クリニックに行ってしまった場合でも不要な手術を回避できる方法をお教えします。

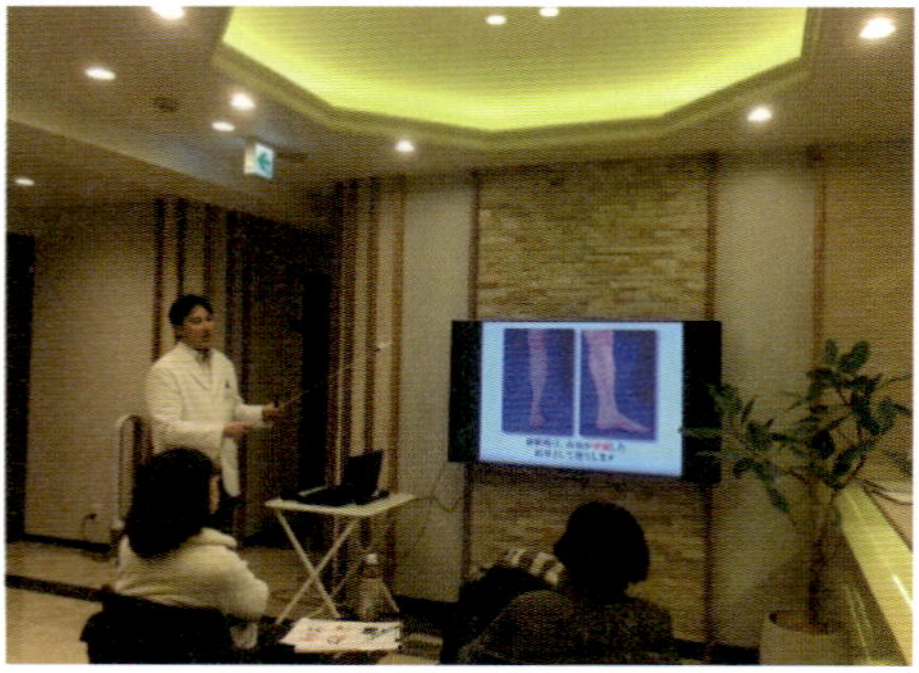

悪徳クリニックにだまされないために～悪徳クリニックの共通点～

・悪徳その1　超音波検査がいいかげん

下肢静脈瘤の診断には超音波検査が欠かせません。超音波検査で静脈の逆流がなければ手術の必要はありません。しかし、**悪徳クリニックでは静脈の逆流を調べず、静脈の太さしか測りません**。そしてお決まりのセリフを言います。

「あなたの静脈は太さが四㎜あります。これが下肢静脈瘤です。だから手術が必要です」

下肢静脈瘤の好発部位として知られる伏在静脈の太さは正常な人で三㎜以下です。しかし、太さが三㎜以上だからといって、手術の必要はありません。**大切なことは「太さ」ではなく、「逆流の有無」**です。静脈の逆流がなければ手術は必要ありません。

もっとひどいクリニックになると、「伏在静脈の正常の太さは二㎜未満」などと嘘の診断基準を持ち出す始末。そして決まってこう言います。

「あなたの静脈は太さが二㎜以上あります。異常です。ですから手術が必要です」

静脈の太さが二㎜以上で異常と診断されてしまったら、世の中のほとんどの人が下肢静脈瘤ということになってしまいます。

患者さんやほかの医療機関から提供される情報でよく耳にするのは、この二パターンです。当院で改めて超音波検査を行うと、血液の逆流が認められない患者さんも少なくありません。

では、彼らはなぜ静脈の逆流を調べないのでしょうか？　それは簡単です。

まず一つ目は、そもそも診断ができないから。

二つ目は、静脈の逆流がないことがわかってしまうと、手術を勧めるセールストークの邪魔になるからです。

●悪徳その2　必ず両足の手術を勧めてくる

静脈に逆流が見られる人たちのなかで、**両足の静脈が逆流している人は三分の一**くらいです。下肢静脈瘤の患者さんの三分の二くらいは片足しか異常がありません。それなのに、**悪徳クリニックはすべての患者さんについて両足を手術しようとします**。なぜか？　簡単です。お金が儲かるからです。

どんなに安全性が確立された手術であっても、一〇〇%の安全は保証できません。だからこそ手術というものは、やむを得ず行うものだと思います。必要のない手術を行って金儲けをする彼らは、患者さんに合併症が起こったらどうするつもりなのでしょう？　医療を金儲けの道具としか考えない、悪魔に魂を売った悪徳クリニックは、高周波カテーテルの使い回しだって平気でやります。

ほとんどのクリニックが下肢静脈瘤という病気に対して真摯に診療を行っていますが、ごく一部の悪徳クリニックが重大な医療事故を起こしてニュースにでもなったら「下肢静脈瘤日帰り手術は危ない」という風評被害が拡がり、手術により症状を改善できるはずの患者さんが治療をやめてしまうかもしれません。私はそのことを危惧しています。

●悪徳撃退法その1　逆流を確認する

超音波検査の途中で**「どれが静脈の逆流ですか？」**と確認しましょう。

真っ当な医師なら検査をやりながら、カラードプラモードで静脈の逆流を、パルスドプラモードで〇・五秒以上の逆流があることを確認し、説明してくれるはずです（超音波検査の方法については40ページ参照）。説明ができないということは、静脈の逆流がないということですから、手術をする必要はありません。

●悪徳撃退法その2　セカンドオピニオンのための診療情報提供書を依頼してみる

「セカンドオピニオンとして、ほかのクリニックでもお話をうかがいたいのですが、診療情報提供書を書いていただけますか?」と訊ねてみましょう。

まともに診断していれば自信をもって紹介状を書いてくれます。しかし、悪徳クリニックでは正常な静脈を「異常」と言っているわけですから、患者さんがほかのクリニックに行って検査を受けてしまうと、自分の診断が嘘だとバレてしまいます。あれこれ理屈をこねて断ってくるでしょう。あるいは怒り出すかもしれません。そうした反応だった場合、その医師は信頼すべきではありません。

病気にはならないに越したことはありませんから、日頃の生活習慣を整え、下肢静脈瘤のリスクがあると思われる場合は、積極的に予防に取り組んでください。また、医療が必要となった場合は、良い医療機関・良い医療者との出会いが、治療への近道ですから、受診前に下調べをして、賢く受診先を選んでいただければと思います。

おわりに

最後までお読みくださりありがとうございました。いかがでしたか？　下肢静脈瘤という病気について理解するのに、お役に立てたでしょうか。

下肢静脈瘤は命にかかわる病気ではありませんが、生活に支障をきたすこともあるので、意外とやっかいな病気です。

「こんなに楽な治療で治るなら、もっと早く来ればよかった」

患者さんからこのような言葉を聞くたびに、もっと世の中の下肢静脈瘤患者さんや下肢静脈瘤のことをよく知らないお医者さんに、有益な情報を届けなければという思いを強くしました。

この本が、一人でも多くの下肢静脈瘤患者さんの役に立てば幸いです。

最後に、医学通信社のみなさま、初めての著書で筆がなかなか進まない私を温かくご指導くださりありがとうございました。そして、いつも明るく患者さんをおもてなししてくれる目黒外科のスタッフのみんなにこの場を借りてお礼を言いたいと思います。

目黒外科　院長　齋藤　陽

齋藤　陽
目黒外科　院長

【専門医が教える】世界一わかりやすい
“下肢静脈瘤”の治療と予防
～見過ごしてはいけない脚の“むくみ”と“だるさ”～

＊定価は裏表紙に
表示してあります

2019年2月15日　第1版第1刷発行

著　者　齋藤　陽
発行者　小野　章
発行所　医学通信社

〒101-0051　東京都千代田区神田神保町2-6　十歩ビル
TEL 03-3512-0251（代表）
FAX 03-3512-0250（注文）
03-3512-0254（書籍の記述についてのお問い合わせ）

https://www.igakutushin.co.jp/
※弊社発行書籍の内容に関する追加情報・訂正等を掲載しています。

装丁デザイン：華本　達哉
DTP：株式会社　明昌堂
印刷・製本：株式会社　シナノ印刷

ISBN978-4-87058-711-3

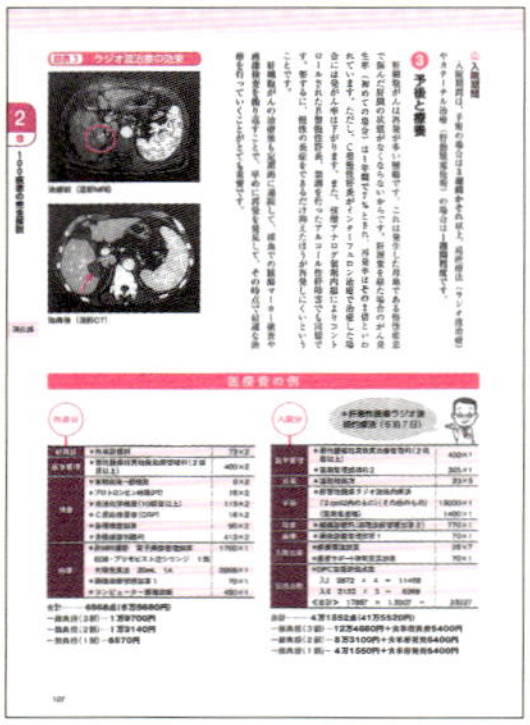

★24診療科主要101疾患につき，原因・症状・予防から診断・治療・パス・予後・療養・医療費まで，診療のすべてをオールラウンドに解説した書籍は本書のみ!!

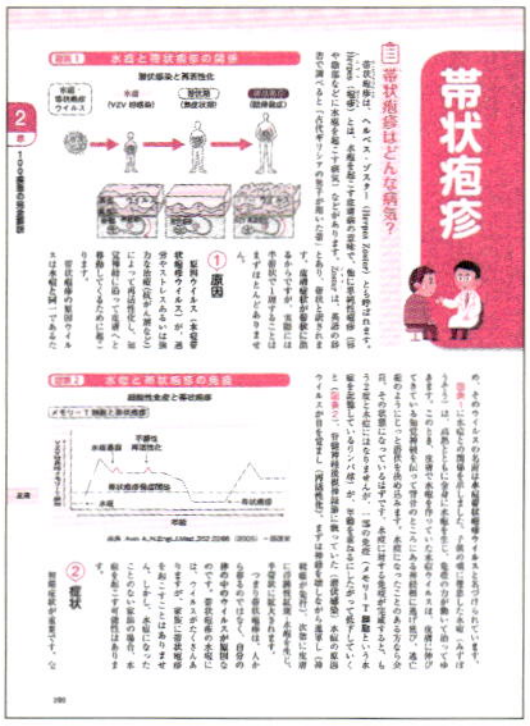

2019年2月刊予定

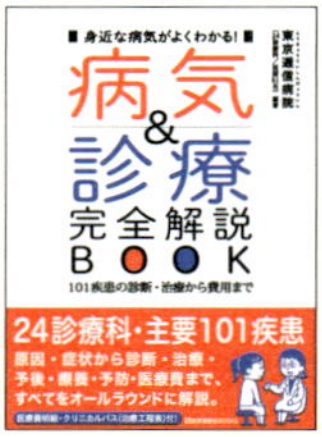

東京逓信病院24診療科／医師81名　編著

■B5判／約380頁
■2色刷
■2,400円（＋税）

最新刊
2019年新版

病気＆診療 完全解説BOOK

主要疾患の診療ディテールから医療費まですべてがわかるオールラウンド解説

24診療科101疾患――診断・治療・療養・予防から医療費まで

★**最新の医学・臨床知見，最新の診療報酬等から全面的に見直した2019年新版!!**

★内科，外科，婦人科，小児科，皮膚科，眼科，耳鼻咽喉科，精神科など**全24診療科の専門医81名**が総力を挙げて執筆。**各診療科の主要疾患（全101疾患）を徹底網羅**してわかりやすく解説・図説しています。

★101疾患の**①原因**，**②症状**，**③予防法**，**④診断法**（検査・画像診断等），**⑤治療法**（手術・処置・投薬・注射等），**⑥クリティカルパス**，**⑦予後と療養**（医学管理等，在宅療養），**⑧医療費の具体例**――まで，診療のすべての過程をトータルに解説。

★病気のガイドブックは数あれど，**診療の実際をパスや医療費までトータルに解説した書籍は本書のみ**。

★医療スタッフにとっては**医療入門・臨床マニュアル書**として，患者・家族にとっては**診療ガイドブック**として，一般の人にとっては**いざという時の常備書籍**として役立つオールラウンドな1冊!!

101疾患

糖尿病，痛風，肥満症，甲状腺疾患，副腎疾患，下垂体腫瘍，脂質異常症，急性白血病，悪性リンパ腫，貧血，脳梗塞，パーキンソン病，認知症，てんかん，虚血性心疾患，心不全，不整脈，高血圧症，慢性腎臓病，腎不全，糸球体腎炎，糖尿病性腎症，胃・十二指腸潰瘍，C型肝炎，炎症性腸疾患，胃癌，大腸癌，肝癌，睡眠時無呼吸症候群，気管支喘息，COPD，間質性肺炎，うつ病，統合失調症，神経症，不眠症，適応障害，胆石症，下肢静脈瘤，痔，乳癌，ヘルニア，虫垂炎，気胸，肺腫瘍，縦隔腫瘍，肺癌，くも膜下出血，脳腫瘍，水頭症，三叉神経痛，骨粗鬆症，変形性膝関節症，肩腱板損傷，脊柱管狭窄症，子宮筋腫，子宮癌，卵巣癌，ダウン症候群，食物アレルギー，白内障，緑内障，加齢黄斑変性症，網膜剥離，糖尿病性網膜症，アトピー性皮膚炎，乾癬，水虫，帯状疱疹，毛巣洞，皮膚癌，脂肪腫，前立腺癌，膀胱癌，尿路結石症，花粉症，めまい，副鼻腔炎，喉頭癌，神経障害性疼痛――その他

【ご注文方法】①HP・ハガキ・FAX・電話等でご注文下さい。②振込用紙同封で書籍をお送りします（料金後払い）。③または書店にてご注文下さい。

〒101-0051 東京都千代田区神田神保町2-6 十歩ビル
tel.03-3512-0251　fax.03-3512-0250
ホームページ https://www.igakutushin.co.jp
医学通信社

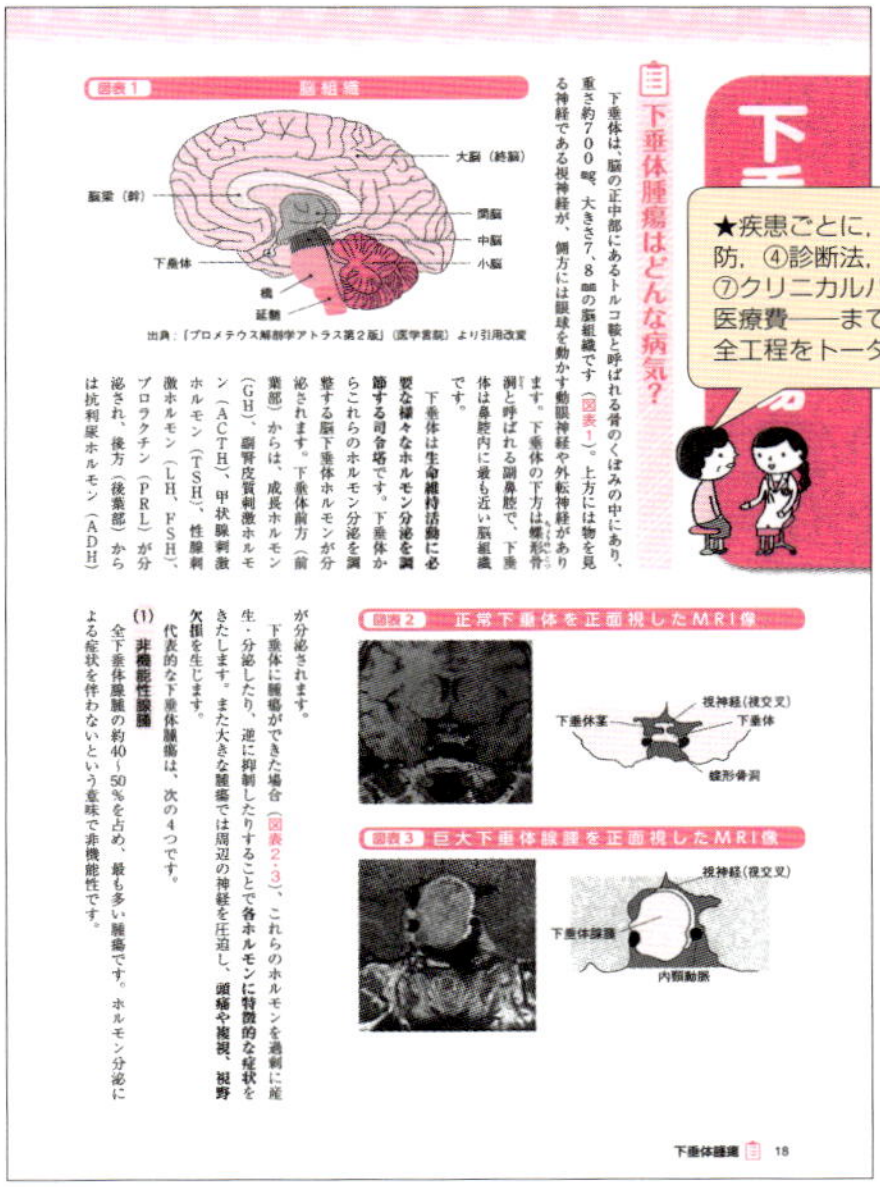

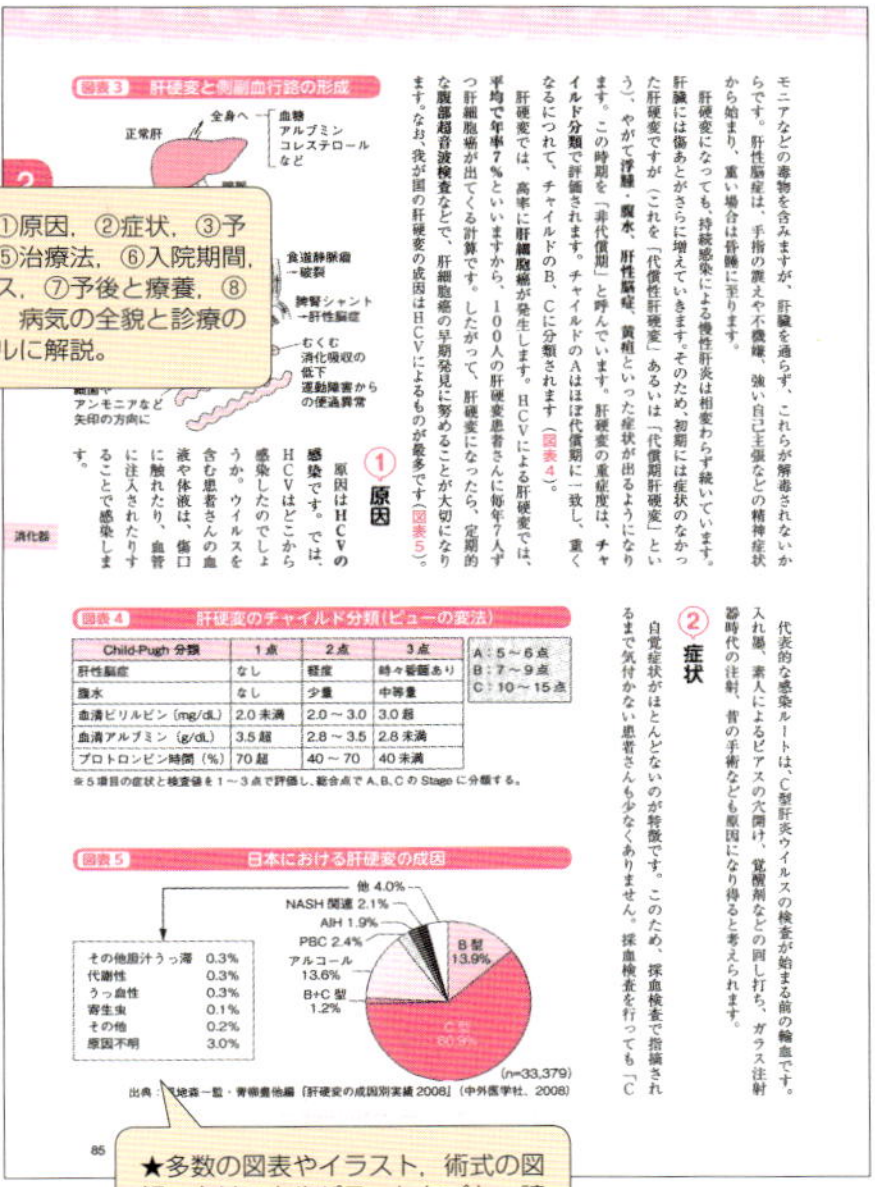

★疾患ごとに，①原因，②症状，③予防，④診断法，⑤治療法，⑥入院期間，⑦クリニカルパス，⑦予後と療養，⑧医療費――まで，病気の全貌と診療の全工程をトータルに解説。

★多数の図表やイラスト，術式の図解，クリニカルパス，レセプト・請求金額などを具体的に例示。病気と診療の実際がリアルに理解できます。

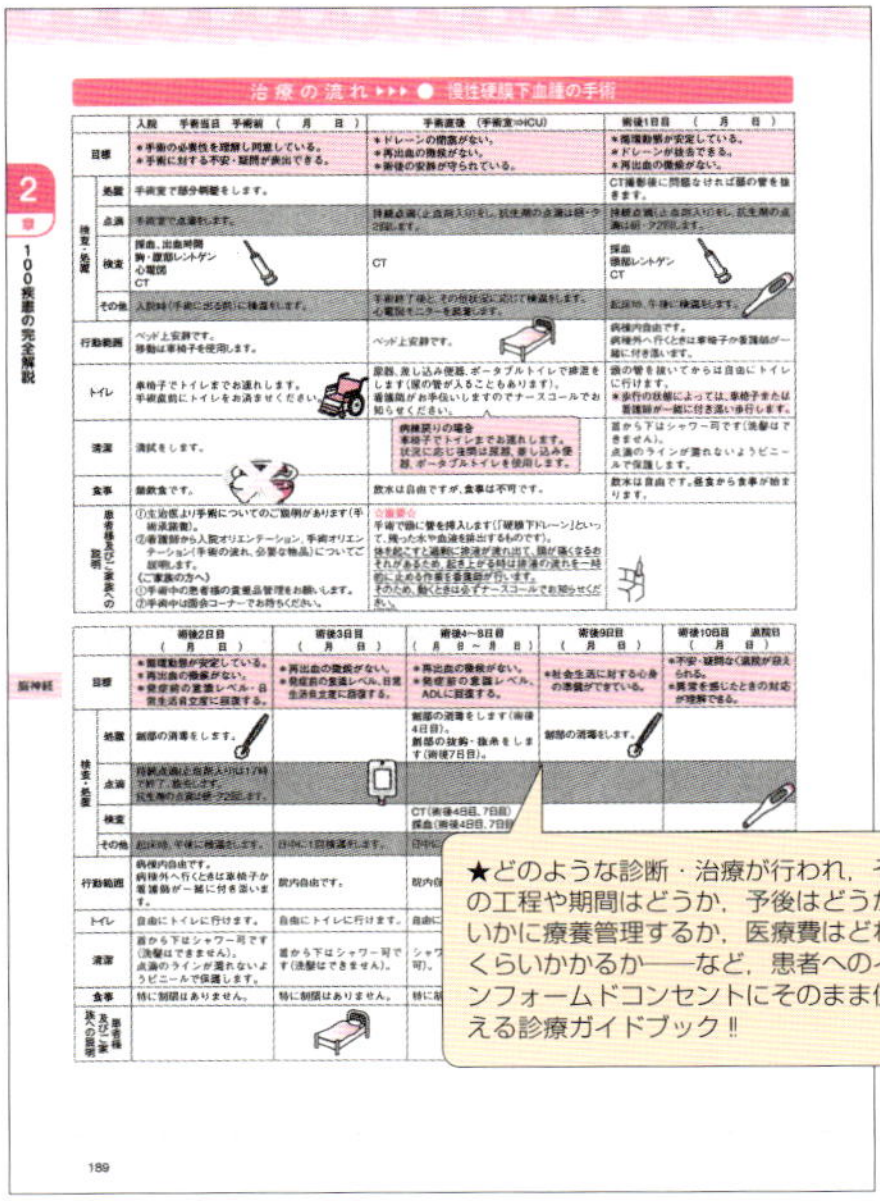

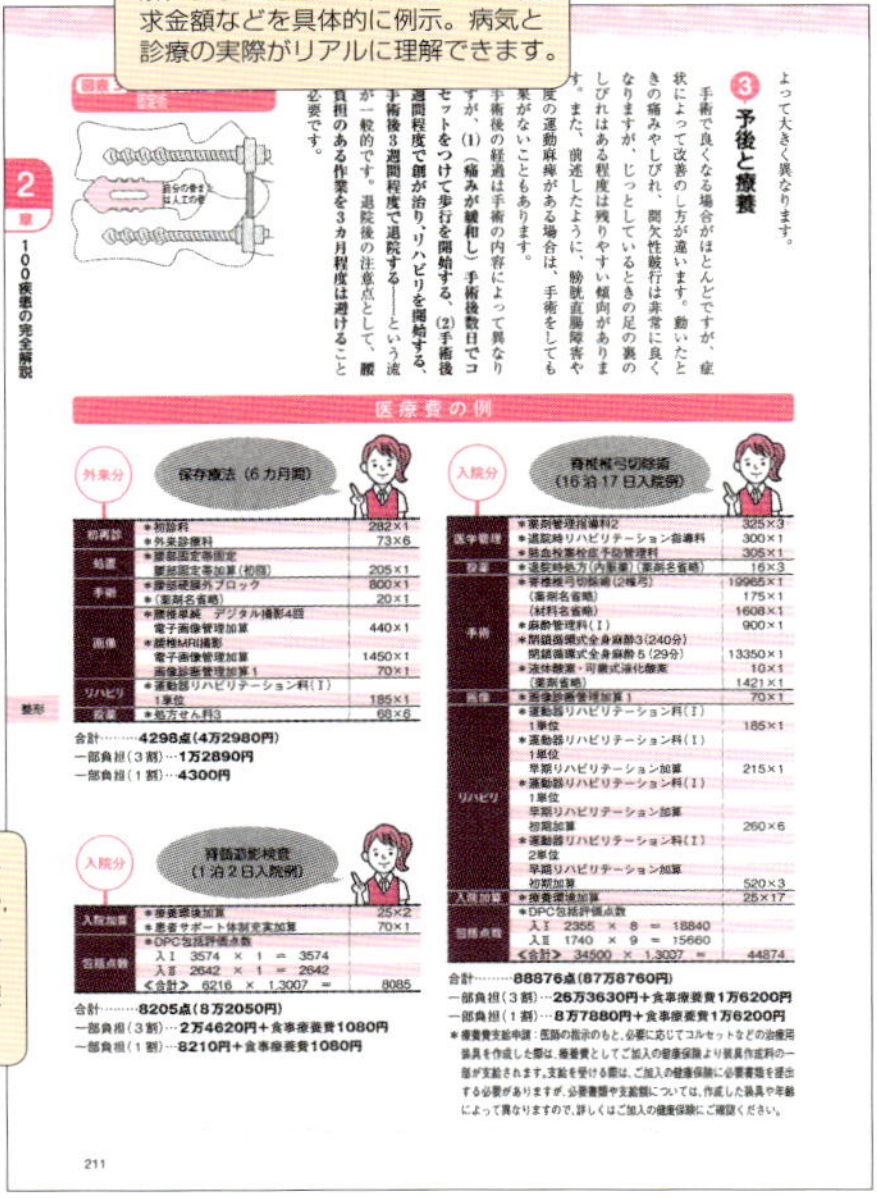

★どのような診断・治療が行われ，その工程や期間はどうか，予後はどうか，いかに療養管理するか，医療費はどれくらいかかるか――など，患者へのインフォームドコンセントにそのまま使える診療ガイドブック!!

医療費のしくみ

8 日本の医療費は1年にいくらかかる？——日本の医療費

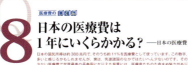

日本の国民所得は約388兆円で，そのうち約11％を医療費として使っています。この数字，多いと感じるかもしれませんが，実は，先進諸国のなかではたいへん少ないのです。その少ない医療費で世界最高の長寿国になりえた背景には，医療者たちのたゆまぬ努力がありますが，長きにわたる医療費抑制の結果，"医療崩壊"と言われる問題を抱えています。

① 増大しつづける医療費

次に挙げる金額が何を表すか，わかるでしょうか？

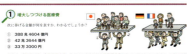

① 388兆4604億円
② 42兆3644億円
③ 33万3000円

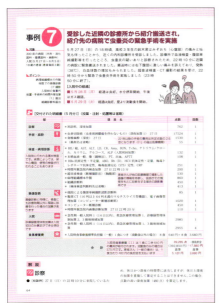

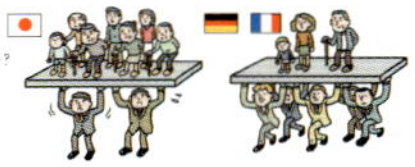

答えは，①**国民所得**，②**国民医療費**，③**人口1人当たりの国民医療費**です（いずれも2015年度）。日本国民全体の1年間の所得は約388兆円で，そのうちの約11％の42兆円程度を医療費に充てており，国民1人当たり1年に約33万円を使っているというわけです。

国民医療費というのは，病気やケガで患者が医療機関などで治療を受けたときにかかる費用を推計したものです。具体的には，診療費，薬剤費，入院時の食事代，看護師による訪問看護などの費用です。ただし，病気やケガの治療とはいえない，正常な妊娠・分娩や健康診断・予防接種などの費用，患者が負担する差額ベッド代などは含まれません。

図表1で明らかなように，国民医療費は2000年頃まで急増して30兆円に達し，その後もじわじわと伸びています。2000年度以降，総額が抑制されたようにみえるのは，2000年4月に介護保険制度が導入され，医療費の一部が介護保険へ移行したためです。医療費が増加する傾向にあるのは日本だけではなく，先進国では事情はどこも同じです。なぜ，医療費は上昇し続けるのでしょうか。

1 国民医療費の推移（厚労省「国民医療費の概況」より）

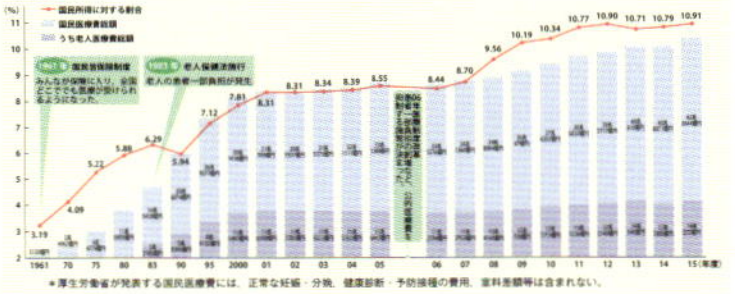

＊厚生労働省が発表する国民医療費には，正常な妊娠・分娩，健康診断・予防接種の費用，室料差額等は含まれない。

医療費のしくみ

19 在宅医療では何をしてもらえる？——診療報酬の計算方法⑤

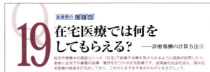

自宅や療養中の施設といった「在宅」で診療や治療を受けられるように医師が訪問したり，患者に在宅での療養の指導・管理を行うのが在宅医療です。超高齢化社会を迎え，国は在宅医療の推進を打ち出しており，これからますます身近なものとなるでしょう。

① 在宅医療とは

「在宅医療」とは，在宅（自宅あるいは療養中の施設など）で診療や治療を受けられるように医師や看護師等が訪問して診察やケアを行ったり患者に在宅での療養の指導や管理を行うものです。通院のできない患者が対象となります。

主に医師をはじめ医療スタッフの訪問・指導を評価した「**在宅患者診療・指導料**」と，在宅での患者・家族が行う療養への指導を評価した「**在宅療養指導管理料**」とに区分されます。

「在宅患者診療・指導料」では主に医師が訪問しますが，医師以外のスタッフが訪問して指導する場合もあります。その場合，医師の診察はないので，診療実日数には加えられません。「在宅療養指導管理料」は，患者自身の在宅療養のため，十分な指導，緊急時の対応等患者や家族への注意等を行うものです。必要な薬剤や材料を支給した場合は，「**在宅療養指導管理材料加算**」や「**特定保険医療材料料**」で算定します。

超高齢社会の我が国では，在宅医療のニーズは高まっています。そのため，患者対応24時間体制の在宅療養支援診療所や，病院でも在宅療養を支援する病院が増加している傾向にあります。

② 在宅患者診療・指導料

医師や看護師等が患者の自宅や居住系施設を訪問して行う診療や指導などを評価したものです。**同一日に同一建物内（特別養護老人ホームやサービス付き高齢者向け住宅，グループホームなど）に居住する複数の患者**に対し，訪問診療や訪問看護等を行った場合は点数が低くなります。なお，**訪問に要した交通費は患者が負担**します。

1 主な在宅患者診療・指導料

1. 往診料（C000）

往診は患家の（緊急な）依頼により，必要に応じて行います。定期的な訪問診療については，在宅患者訪問診療料等により算定します。

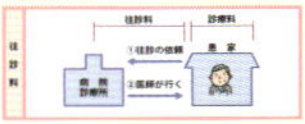

2. 在宅患者訪問診療料（Ⅰ）（C001）

通院が困難な在宅患者，同一建物居住者等に対し，計画的な医学管理の下に定期的に訪問して診療をした場合に算定します。

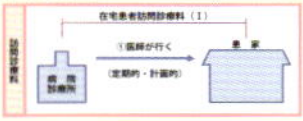

3. 在宅時医学総合管理料（C002），施設入居時等医学総合管理料（C002-2）

施設基準の届出をした診療所，許可病床数が200床未満の病院または在宅療養支援病院において，通院が困難な在宅患者，施設入所者等に対して，計画的な医学管理の下に，月2回以上の定期的な訪問診療を行っている場合に，月1回に限り算定します。

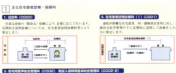

事例7 受診した近隣の診療所から紹介搬送され，紹介先の病院で虫垂炎の緊急手術を実施

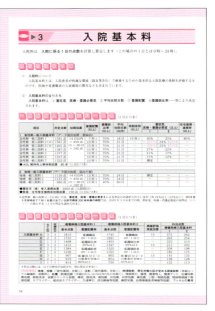

対象
300床の病院（内科・消化器科・循環器科・麻酔科）
入院（5月27日～6月5日）
18歳の患者（患者負担3割）

ポイント
病理組織標本の作製
他院での画像診断
CT撮影
入院時の食事代
処置・手術料の時間外等加算「1」届出
組織診断料届出

5月27日（日）の18時頃，高校3年生の鈴木君はみぞおち（心窩部）の痛みと吐気も伴ったことから，近くの内科診療所を受診しました。診療所で血液検査・腹部単純撮影等を行ったところ，虫垂炎の疑いありと診断されたため，22時10分に近隣の病院に緊急搬送されました。搬送時には右下腹部に激しい痛みを訴えており，発熱（38℃），白血球数の増加もみられました。超音波検査・CT撮影の結果を受け，22時50分から緊急で虫垂炎手術を実施しました（23時50分に終了）。

【入院中の経過】
■5月28日（月） 経過は良好。水分摂取開始，午後はガス確認。
■5月29日（火） 経過は良好。昼より流動食を開始。

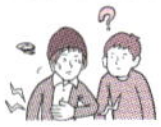

【交付された明細書（5月分）】（投薬・注射・処置等は省略）

部	項目名	点数	回数
診察	＊初診料，深夜加算	762	1
手術・麻酔	＊虫垂切除術（虫垂周囲膿瘍を伴わないもの）（深夜加算1） 27日	17524	1
	＊脊椎麻酔（深夜） 27日	1530	1
	＊（薬剤名は省略） 22時以降の手術の費用は所定点数の2.6倍になります（「1」の届出医療機関）	55	1
検査・病理診断（入院時に行われる基本検査です。疾患によっては，尿や心電図，便等の検査が行われることもあります）	＊BIL/総，AST，ALT，LD，CK，Amy，BUN，T-cho，ナトリウム・クロール，カリウム，グルコース，ALP（入院初回加算）	132	1
	＊末梢血液一般，像（鏡検法），PT，出血，APTT	108	1
	＊HBs抗原定性・半定量，ABO，Rh（D），HCV抗体定性・定量，梅毒トレポネーマ抗体定性，梅毒血清反応（STS）定性，CRP	251	1
	＊時間外緊急院内検査加算 27日22時15分	200	1
	＊超音波検査（断層撮影法）（胸腹部）	530	1
	＊病理組織標本作製	860	1
	＊組織診断料	450	1
	＊（検体検査判断料名は省略）	413	1
画像診断（画像診断と同様に，検査にも診療時間以外に緊急に診療を行った場合の加算があります）	＊他院による腹部単純撮影読影診断料（患者さんが他の医療機関で撮影した画像の情報を持参し，医師がその情報をもとに診断をする場合の読影費用です）	85	1
	＊腹部CT（16列以上64列未満のマルチスライス型機器），電子画像管理加算（コンピューター断層診断料）	1020	1
	＊コンピューター断層診断	450	1
	＊時間外緊急院内画像診断加算 27日22時20分	110	1
入院（診療録管理体制加算は入院初日のみ算定ができる項目です）	＊急性期一般入院料1（14日以内），救急医療管理加算1，診療録管理体制加算2，3級地地域加算	2985	1
	＊急性期一般入院料1（14日以内），救急医療管理加算1，3級地地域加算	2955	4
食事療養費	＊入院時食事療養標準負担額（一般）1食につき（流動食以外の場合） 8食	640円×8食	3,680円
合計	入院時食事療養（Ⅰ）は1食につき640円の費用が給付されます。流動食のみの場合は575円です。患者さん（一般の場合）は，1食当たり460円の負担金を支払います	39,285点（392,850円）食事5,120円	一部負担金117,860円 食事3,680円

解説

診察

●［初診料］27日（日）の22時10分に来院しているため，休日かつ深夜の時間帯に該当しますが，休日と深夜の加算を重複して算定することはできません。この場合，点数の高い深夜加算（480点）を算定します。

▶3 入院基本料

入院料は，**入院に係る1日の点数**を計算し算定します（この場合の1日とは0時～24時）。

(1) **入院料について**
入院基本料とは，入院患者が快適な環境（寝具等含む）で療養するための基本的な入院医療の体制を評価するものです。医師や看護職員の人員確保の費用なども含まれています。

(2) **入院基本料のなりたち**
入院基本料は，①**重症度，医療・看護必要度**，②**平均在院日数**，③**看護配置**，④**看護師比率**——等により決定されます。

（1日につき）

項目	所定点数	初期加算	看護配置（以上）	看護師比率（以上）	平均在院日数（以内）	常勤医師（以上）	重症度，医療・看護必要度（以上）Ⅰ	Ⅱ	在宅復帰・連携率（以上）
1 急性期一般入院基本料（データ提出加算：要届出）									
急性期一般入院料1	1591点	14日以内＋450点 15～30日＋192点	7対1	70%	18日	10対1	30%	25%	80%
急性期一般入院料2(※)	1561点		10対1	70%	21日	—	—（27%）	24%（22%）	—
急性期一般入院料3(※)	1491点		10対1	70%	21日	—	—（26%）	23%（21%）	—
急性期一般入院料4	1387点		10対1	70%	21日	—	27%	22%	—
急性期一般入院料5	1377点		10対1	70%	21日	—	21%	17%	—
急性期一般入院料6	1357点		10対1	70%	21日	—	15%	12%	—
急性期一般入院料7	1332点		10対1	70%	21日	—	測定	—	—
● ADL維持向上等体制加算：80点（1日につき）									
2 地域一般入院基本料（データ提出加算：届出不要）									
地域一般入院料1	1126点	14日以内＋450点 15～30日＋192点	13対1	70%	24日	—	測定	—	—
地域一般入院料2	1121点		13対1	70%	24日	—	—	—	—
地域一般入院料3	960点		15対1	40%	60日	—	—	—	—
●重症児（者）受入連携加算：2000点（入院初日）									
●救急・在宅等支援病床初期加算：150点（1日につき）									

※急性期一般入院料2・3においては，**重症度，医療・看護必要度Ⅱ**による判定のみ認められているが（各24％以上・23％以上），**2018年3月末時点で7対1を届け出ている許可病床200床未満の病院**では，2020年3月末までの間，重症度，医療・看護必要度の基準は（赤色文字）の値とする（Ⅰでの判定も認められる）。

（1日につき）

	ADL区分	医療区分	療養病棟入院基本料1 基本点数	看護配置等	療養病棟入院基本料2 基本点数	看護配置等	褥瘡評価実施加算	外泊点数 療養病棟入院基本料1	2
入院基本料 A	3	3	1810	看護職員20：1以上 看護師比率20%以上 看護補助者20：1以上 医療区分2・3の患者が全体の80%以上	1745	看護職員20：1以上 看護師比率20%以上 看護補助者20：1以上 医療区分2・3の患者が全体の50%以上	15	272	262
B	2	3	1755		1691		—	263	254
C	1	3	1468		1403		—	220	210
D	3	2	1412		1347		15	212	202
E	2	2	1384		1320		—	208	198
F	1	2	1230		1165		—	185	175
G	3	1	967		902		15	145	135
H	2	1	919		854		—	138	128
I	1	1	814		750		—	122	113

＊算定点数には，以下の費用が包括され，別に算定できない。
【包括項目】**検査，投薬**（「除外薬剤」を除く），**注射**（「除外薬剤」を除く），**病理診断，厚生労働大臣が定める画像診断**（単純エックス線撮影・診断料），**処置**〔創傷処置（手術日から14日以内のものを除く），喀痰吸引，摘便，酸素吸入，酸素テント，皮膚科軟膏処置，膀胱洗浄，留置カテーテル設置，導尿，膣洗浄，眼処置，耳処置，耳管処置，鼻処置，口腔・咽頭処置，間接喉頭鏡下喉頭処置，ネブライザー，超音波ネブライザー，介達牽引，消炎鎮痛等処置，鼻腔栄養，長期療養患者褥瘡等処置〕，フィルムの費用